LE SOMMEIL RÉPARÉ

Photo de couverture : FDFH

ISBN : 2-910157-73-3

COLLECTION DEMOS DÉVELOPPEMENT PERSONNEL

LE SOMMEIL RÉPARÉ

Docteur Max Fleury

Préface du professeur Charles-Yannick Guezennec

À mes parents

Sommaire

Préface

Un livre grand public sur le sommeil est une nécessité à l'aube du XXIe siècle. Le sommeil, qui est l'un des déterminants majeurs de la qualité de la vie, était, comme l'alimentation ou l'exercice physique, le parent pauvre de la médecine académique qui, jusqu'à aujourd'hui, se souciait plus de soigner des maladies complexes en milieu hospitalier que d'améliorer la santé au quotidien.

Les modifications du rythme de vie liées à l'évolution du monde moderne, et surtout un désir croissant chez chacun de nous d'améliorer son état de santé et ses capacités psychiques et physiques font que la demande d'information sur le sommeil est croissante.

L'architecture du livre correspond bien à l'attente générale. Après un solide chapitre sur la physiologie et les fonctions du sommeil, l'auteur explique, dans un langage accessible à tous, les conséquences de la perturbation de celui-ci et les moyens de les prévenir. La lecture de ce livre sera profitable à tous par la clarté du style et l'utilisation pertinente d'anecdotes et de références historiques sur l'évolution des concepts. Cependant, je pense que le monde médical tirera grand profit de sa lecture, car il souffre d'une sous-information sur ce thème majeur. En effet, les médecins sont confrontés à de multiples questions émanant des patients et concernant le sommeil. La plupart des réponses sont dans ce livre exprimées en termes simples et précis qui permettent d'être compris. Cet ouvrage souligne bien par ailleurs les relations étroites entre le travail et le sommeil. Les décideurs, managers, conseillers en relations humaines, auront intérêt à parcourir ce texte où leur sont données les clés pour résoudre les problèmes individuels ou collectifs ayant pour origine un conflit entre le monde du travail et le sommeil. Les enseignants tireront aussi certainement profit de sa lecture pour répondre aux questions souvent difficiles et pertinentes de leurs élèves. Quant aux aventuriers amateurs d'extrême et de grands espaces, qu'ils le soient un jour lors de leurs vacances, ou pendant plusieurs mois comme les navigateurs du Vendée Globe, ils trouveront ici les moyens de déjouer les effets de la privation de sommeil et surtout d'éviter les « faux amis ».

Enfin, des traitements appropriés à chaque type de trouble du sommeil existent ; ils sont pour la plupart efficaces et cette notion est insuffisamment répandue. L'ensemble des questions soulevées par les fonctions physiologiques du sommeil et l'apparition de pathologies liées à celui-ci sont loin d'être résolues. Cet ouvrage permet bien de faire le point sur l'état actuel des connaissances et surtout sur les évolutions futures prévisibles.

Professeur Charles-Yannick Guezennec
Institut de médecine aérospatiale
du service de santé des armées

Avant-propos

Il y a vingt ans, j'achevais mes études médicales et je n'avais jamais entendu parler des pathologies du sommeil. On ne savait alors presque rien des mécanismes physiologiques complexes qui régissent nos nuits et encore moins des maladies qui peuvent résulter de leurs dérèglements. Quelques équipes de chercheurs s'intéressaient bien à ce domaine, mais les résultats de leurs travaux restaient confidentiels, s'échangeant entre spécialistes au cours des grands congrès. Les progrès accomplis depuis sont considérables.

Devenu médecin-journaliste, j'ai réalisé voilà quelques années pour la télévision un documentaire médical sur les problèmes de sommeil. J'ai eu l'occasion de rencontrer et d'interroger des hommes et des femmes qui souffraient de mal dormir. Des insomniaques au long cours, ne réussissant à s'assoupir que quelques heures par nuit, des chauffeurs routiers obligés de dormir à heure fixe, de jour ou de nuit, dans leur cabine sur des parkings, des personnels navigants de compagnies aériennes passant leur vie à franchir des fuseaux horaires en tous sens. J'ai aussi rencontré de nombreux confrères et professionnels de santé qui se consacrent désormais à tenter de guérir celles et ceux qui dorment mal, ou pas assez, ou au mauvais moment. J'ai alors découvert des lieux et des techniques au service de tous ceux qui aspirent à retrouver une chose toute simple : le bonheur de s'endormir paisiblement et de se réveiller en pleine forme le matin venu.

Ce rêve semble encore inaccessible pour des milliers de personnes en France, devenues dépendantes des somnifères et condamnées à traîner leur fatigue du matin au soir. L'espoir existe pourtant. Les secrets du sommeil ont été en grande partie percés. Les techniques de diagnostic et les protocoles de traitement sont à présent au point. De nouveaux médicaments ont fait leur apparition, de nouvelles molécules seront bientôt disponibles.

Et puis, à côté de ceux qui sont véritablement malades de leur sommeil, il y a la foule immense de ceux qui, piégés par la vie moderne, ne dorment pas suffisamment. Pour ceux-là, dormir est devenu un luxe ou une activité stérile que l'on sacrifie sur l'autel de la productivité ou des loisirs. C'est oublier que notre capacité à jouir de notre journée est en grande partie conditionnée par la qualité et la quantité de notre sommeil. C'est ignorer qu'au moment où nous dormons, loin de se reposer, notre organisme met en route des processus physiologiques complexes indispensables à notre équilibre.

Les conséquences du manque de sommeil peuvent être dramatiques. En France, vingt millions de personnes seraient concernées de près ou de loin par ce problème. De l'avis des spécialistes, le besoin d'information du public est considérable. Fruit des amours entre mes deux vocations, la médecine et la communication, ce livre s'inscrit dans l'effort global qui se développe en ce sens. Afin que chacun puisse enfin profiter d'un sommeil réparé.

Orléans, août 2002.

1

CHAPITRE PREMIER

Les mystères de la nuit

Lorsque j'étais médecin au Samu, l'intervention sur l'autoroute toute proche, vers cinq ou six heures du matin, était un grand classique. « Véhicule au fossé » l'alerte des gendarmes était quasiment toujours la même. En nous hâtant vers le garage pour sauter dans notre véhicule d'intervention, nous connaissions parfaitement le scénario qui avait pu aboutir à l'accident. Un chauffeur routier, un commercial, un père de famille, avait roulé toute la nuit pour un long trajet après une journée de travail, histoire d'arriver plus tôt… Aux premières heures du matin, il se retrouvait dans la zone couverte par notre centre de secours ; c'est à ce moment que la nature décidait de reprendre ses droits. Nuit blanche, concentration extrême, fatigue, envie de dormir, pensées confuses, jugement altéré poussant à persévérer dans l'erreur alors qu'il serait si simple de se garer pour s'assoupir ne serait-ce que quelques dizaines de minutes. Et au bout du chemin, l'inévitable Morphée tendant ses bras tentateurs auxquels il est finalement impossible de résister.

Même placé en situation de danger extrême, nul ne peut résister au sommeil. Parvenu à un certain point de privation, dormir devient un tel besoin que l'envie d'y céder surpasse même l'instinct le plus élémentaire : la conservation. Ce pouvoir absolu qu'exerce le sommeil sur nos existences montre à lui seul qu'il s'agit d'un phénomène physiologique d'une importance capitale pour notre santé et la survie de l'espèce. Aussi loin dans le temps que nos investigations puissent remonter, la paléontologie et l'archéologie nous montrent que, depuis ses origines, l'homme s'est toujours organisé à l'échelon individuel ou collectif pour pouvoir dormir en toute quiétude. Qu'elles soient meublées de futons, de lits *King-Size*, à baldaquin ou de *waterbeds*, nos chambres à coucher modernes sont les héritières des antiques cavernes où — l'obscurité venue — les premiers hominidés se réfugiaient au plus profond de la roche pour s'endormir, à l'abri des prédateurs. Ajoutons à cela qu'en dépit de la multiplicité des sollicitations de la vie moderne, le temps consacré par l'homme au sommeil demeure considérable : à l'heure de sa mort, un individu aura passé en moyenne quelque vingt-cinq années de son existence à une simple et unique activité : dormir !

De toute éternité, sur tous les continents, quels que soient sa race, son âge ou son statut social : l'homme dort. Si sa taille et sa constitution physique ont changé au cours des millénaires, si son habitat s'est modifié, si son environnement n'a plus rien à voir avec celui de ses ancêtres, s'il se déplace en voiture, élève des poulets en batterie, parcourt la planète en quelques heures, se réunit en visioconférence, s'amuse à se faire peur en sautant des ponts, attaché à un élastique, travaille en microgravité dans l'espace, l'homme dort toujours ! Le sommeil, c'est donc de l'histoire ancienne, mais, paradoxalement, cet aspect essentiel de la physiologie humaine conserve une grande part de mystère. Ce n'est que récemment qu'il a commencé à livrer — et encore, au compte-gouttes — ses secrets.

• Que se passe-t-il quand on dort ?

La plus simple façon d'étudier le sommeil, c'est bien sûr d'observer un dormeur. C'est une première approche, la plus ancienne, celle dont dérivent d'ailleurs la plupart de nos idées reçues sur cet étrange état, tellement troublant que certains n'ont pas hésité à le qualifier de « petite mort ».

Il y a d'abord la position, commune à tous les endormis. Qu'il soit papou, esquimau, pygmée, cadre supérieur ou mannequin vedette, mais à la différence de certains autres mammifères, l'homme ne dort pas debout, pas plus qu'en faisant le cochon pendu ou la planche à la surface d'une piscine. Non, *l'Homo sapiens* dort allongé, totalement ou partiellement. Cette simple observation nous livre déjà les premiers enseignements : le sommeil est associé chez l'homme à un relâchement musculaire généralisé. Quiconque a tenté de trouver le sommeil assis bien droit dans un fauteuil, la tête retombant sur la poitrine à intervalles de plus en plus rapprochés, le sait par expérience : il faut être dans une position adéquate pour s'endormir. Paradoxalement, le relâchement musculaire n'empêche pas notre dormeur de bouger, de se retourner, et parfois même de s'agiter tout en continuant à dormir. Le sommeil n'est donc pas univoque. Contrairement à l'expression populaire, on ne dort donc jamais « d'une seule traite ».

L'observateur averti notera également que l'homme dort les yeux fermés. L'étude attentive de certaines populations particulièrement vulnérables, comme les participants à un colloque ou bien nos députés lors des sessions de l'après-midi, révèle d'ailleurs que la chute involontaire, répétitive et bilatérale des paupières est l'un des tout premiers signes de l'endormissement. Cette particularité des humains n'est pas commune à toutes les espèces : pour certains animaux comme la vache, dormir les yeux ouverts ne relève pas de l'exploit mais de l'habitude. Notre sommeil est donc caractérisé par une relative insensibilité aux stimuli sensoriels. Des volontaires se soumettant à une petite expérience réussissent ainsi parfaitement à répondre à un éclair lumineux intermittent, visible même les yeux fermés, jusqu'au moment où ils commencent à sombrer dans le sommeil. Cette incapacité ne traduit pas une impossibilité à répondre mais bien à « voir » le stimulus lumineux et indique que, du point de vue fonctionnel, le sommeil s'accompagne aussi d'une véritable cécité.

Ce qui est vrai pour la vue l'est aussi pour l'audition. Nous sommes, pendant notre sommeil, incapables d'entendre un signal sonore à un niveau qui le rendrait parfaitement audible si nous étions réveillés. « Une bombe ne réussirait pas à le tirer de son sommeil ! » entend-on dire parfois à propos d'une personne, pour caractériser la profondeur de son endormissement. Pourtant, certaines expériences ont montré que la nature du stimulus sonore influence la réponse du dormeur. Ainsi, une personne se réveillera à l'appel de son propre nom, mais pas à celui d'un autre. Il est aussi parfaitement démontré qu'une mère se réveille beaucoup plus facilement qu'un père quand son enfant se met à pleurer en pleine nuit. Il est donc possible d'augmenter la sensibilité au bruit pendant le sommeil en rattachant un stimulus sonore à la punition ou à la récompense. Ces quelques mots par exemple, « Je vous remercie de votre attention » prononcés à l'issue d'un exposé assommant, ont cette mystérieuse faculté de réveiller soudainement tout un auditoire, jusque-là profondément endormi, sans que le niveau sonore n'ait pour autant augmenté.

S'il ne s'est pas déjà lui-même endormi et s'il persévère assez longtemps, l'observateur notera que, si rien ne vient troubler le sommeil, celui-ci devient de plus en plus léger au bout de six ou sept heures. Le sujet finit donc par ouvrir spontanément les yeux au bout d'une huitaine d'heures en moyenne, un événement qui marque son retour à la vie active, et précède l'allumage de la cafetière électrique.

Un simple état d'inactivité inhérent à notre besoin de repos, spontanément réversible, caractérisé par une absence presque totale de mouvements, une posture particulière, une relative insensibilité aux stimulations sensorielles extérieures : voilà donc à quoi se résumaient nos connaissances sur le sommeil, il n'y a pas encore cinquante ans. C'est peu si l'on veut tenter de répondre aux questions essentielles : Pourquoi dormons-nous ? Quels sont les mécanismes du sommeil ? Pour commencer à lever le voile, il faudra attendre l'arrivée de nouveaux moyens d'investigation qui permettront de dépasser le stade du simple regard superficiel.

• Dans la tête d'un dormeur

Une étape importante dans l'élucidation des mystères du sommeil sera franchie grâce à l'invention d'un psychiatre suisse. En 1924, Hans Berger a cinquante et un ans. Il vient de mettre au point ce qui restera jusqu'à la fin du XXe siècle, l'unique moyen d'étudier le fonctionnement du cerveau : **l'électroencéphalogramme** (EEG). Il s'agit de capter, grâce à des électrodes collées sur le cuir chevelu, des courants électriques produits par le fonctionnement de notre cerveau. C'est en effet à quelques dizaines de millimètres sous la surface de notre crâne que se trouve une fantastique concentration de cellules nerveuses formant la couche la plus externe de l'encéphale. Ces neurones, organisés entre eux de manière extrêmement complexe, ont la faculté de produire des signaux électriques destinés à la propagation de l'information d'une cellule à l'autre. Berger découvrit que ces courants pouvaient être captés au moyen de multiples électrodes réparties à la surface du cuir chevelu. Amplifiés, mesurés et traduits sous la forme d'ondes tracées sur une bande de papier, leur aspect varie en fonction du rythme auquel ils sont émis, mais aussi de leur force, de leur localisation et des modifications qu'ils subissent sous l'influence de stimuli variés.

En observant le résultat des premiers enregistrements, Berger isole et décrit en 1929 deux activités électriques cérébrales bien différentes. L'une est formée d'ondes amples ayant une fréquence assez lente, de 8 à 12 cycles par seconde, qu'il appellera « rythme alpha ». L'autre est constituée d'ondes beaucoup moins amples mais dont la fréquence est plus élevée, se produisant de 12 jusqu'à plus de 40 fois par seconde ; c'est le « rythme bêta ». Les successeurs de Berger vont montrer que la survenue de ces rythmes cérébraux élémentaires dépend de circonstances diverses. Par exemple, quand le sujet garde les yeux ouverts, c'est le rythme bêta qui prévaut. Qu'il les ferme volontairement et le rythme alpha prend le relais, pour s'interrompre aussitôt qu'il ouvre à nouveau les yeux. L'électroencéphalogramme va ainsi apporter la preuve que tous les cerveaux sains fonctionnent globalement de la même manière, du point de vue électrique en tout cas. D'autres chercheurs montreront que ces rythmes électriques cérébraux sont profondément perturbés au cours de certaines maladies neurologiques, en particulier l'épilepsie.

Mais la possibilité d'enregistrer l'électroencéphalogramme en continu pendant toute la durée de la nuit, va surtout remettre profondément en question une notion largement répandue jusque-là, selon laquelle le sommeil n'est qu'une sorte d'état léthargique, une mise en veilleuse de l'organisme au cours de laquelle la plupart des fonctions biologiques seraient ralenties, voire stoppées. L'électroencéphalogramme va révéler peu à peu aux savants les incroyables et complexes modifications du fonctionnement cérébral qui se produisent lorsqu'un sujet est endormi. Loin d'être

« au repos » en effet, le cerveau du dormeur est le siège d'une activité bien différente de ce qui se passe au cours de l'état de veille, pouvant être particulièrement intense dans certaines zones et à certains moments.

Lors de l'endormissement, un nouveau rythme électrique fait son apparition, le rythme « thêta ». Ses ondes sont plus lentes, survenant 4 à 8 fois par seconde. Mais elles laissent bientôt la place à un troisième rythme, encore plus lent, aux ondes très amples se reproduisant 1 à 4 fois par seconde, le rythme « delta », qui caractérise le sommeil profond. Puis le rythme bêta réapparaît, quasiment identique à celui que le sujet présentait quand il était parfaitement éveillé les yeux ouverts, si ce n'est que, cette fois-ci, il demeure profondément endormi. C'est ce paradoxe qui a d'ailleurs valu à cette phase d'être qualifiée de « sommeil paradoxal ».

La réalisation de milliers d'électroencéphalogrammes, bientôt couplés à d'autres examens comme l'enregistrement des contractions musculaires, des mouvements oculaires, des fréquences cardiaque et respiratoire, a permis finalement d'établir le scénario type d'une nuit de sommeil normale.

• Une nuit dans la vie d'Antoine

Antoine a trente-cinq ans. Il est cadre financier dans une PME. Sa journée de travail a été particulièrement bien remplie. En raison de l'éloignement de son lieu de travail, il est obligé de partir très tôt de chez lui. Étant debout dès 6 heures, il se couche rarement après 23 heures.

22 heures 30 : Antoine s'allonge enfin dans son lit. Les volets sont fermés, la température dans la chambre n'excède pas 19 °C, la sonnerie du réveil est réglée pour le lendemain. Tout va bien. Antoine goutte particulièrement ces instants privilégiés où le tumulte de la journée cède définitivement la place au calme de la nuit. Son activité cérébrale est de type bêta. La sérotonine, une substance chimique sécrétée par certains neurones, vient inactiver progressivement les régions de son cerveau qui jouent un rôle dans le maintien de l'éveil.

Ce système anti-éveil, qui n'intervient pas n'importe comment et n'importe quand, prendrait en compte l'état fonctionnel de l'organisme et se déclencherait à un moment précis décidé par une sorte d'horloge interne biologique. Quelques lignes d'un roman qu'il a commencé il y a bientôt six mois suffisent à Antoine pour fermer les yeux. Livre posé, lumière éteinte, Antoine repasse dans sa tête les bons moments de la journée, des projets de vacances évoqués au déjeuner avec ses amis, aux compliments adressés par son responsable à propos du dossier en cours. Son activité cérébrale est de type alpha. Sous ses paupières, ses yeux sont animés de mouvements saccadés et rapides.

22 HEURES 45 : Perdu dans ses pensées, Antoine s'éloigne de plus en plus de la réalité de son environnement. Ses muscles se relâchent, sa respiration devient plus ample, les mouvements de ses yeux deviennent beaucoup plus lents. Cette période de transition entre la veille et le sommeil se traduit par une modification progressive de l'activité cérébrale. Les ondes enregistrées à l'EEG deviennent plus lentes et plus amples, le rythme alpha étant remplacé par un rythme thêta. Le cerveau d'Antoine devient le siège de fonctions automatiques et va rapidement perdre toute possibilité de perception consciente. Certains circuits de neurones, jusque-là au repos, commencent à s'activer pour commander la dilatation des vaisseaux sanguins périphériques. La pression artérielle d'Antoine et la température de son corps diminuent. La demande en énergie se réduit considérablement, tout comme la consommation en sucre et en oxygène du cerveau. À ce stade, la moindre sollicitation extérieure est encore susceptible de ramener Antoine au point de départ de son endormissement : un bruit un peu plus fort, sa femme qui se retourne brusquement à côté de lui, et voilà que son envie de sommeil s'évanouit comme par enchantement. Certains spécialistes n'hésitent pas à parler de véritable zone d'aiguillage pour qualifier cette première phase du sommeil plutôt fragile, pouvant aussi bien conduire au réveil qu'au sommeil profond ou au sommeil paradoxal. Les spécialistes l'appellent sommeil lent léger.

UN BEAU LAGON PLUTÔT QUE DES MOUTONS !

Les chercheurs de la très célèbre université d'Oxford, en Grande-Bretagne, ont découvert que la bonne vieille méthode consistant à compter des moutons pour chasser les idées noires et s'endormir n'était pas celle qui marchait le mieux ! Voulant évaluer l'efficacité de cette technique ancestrale le plus scientifiquement du monde, ils ont demandé à une cinquantaine d'insomniaques d'utiliser le moyen de leur choix pour faciliter leur endormissement. Un premier groupe essayait de se concentrer sur une pensée procurant du plaisir, comme la vision d'un paysage tranquille ou le souvenir d'un moment agréable. Un deuxième groupe se bornait à compter de bons vieux moutons tandis que dans un autre groupe on était libre de laisser ses idées divaguer à sa guise. Cette étude a permis de montrer que ce sont les personnes visualisant une scène agréable qui s'endormaient le plus vite, en moyenne vingt minutes plus tôt, que ceux qui ne faisaient rien de particulier. Quant aux adeptes des moutons, ils se retrouvaient toujours dans le peloton de queue des endormis. Pour ceux qui ont réalisé l'étude, l'explication est simple : il s'agit tout simplement d'une activité bien trop ennuyeuse pour permettre de chasser d'éventuels soucis ! Cette expérience a également permis d'évaluer une technique beaucoup plus récente : la suppression des pensées négatives. Le principe est simple : il s'agit de refouler toute idée anxieuse ou négative dès qu'elle pointe le bout de son nez. Selon ses partisans, cette technique permettrait d'atteindre un état de relaxation propice à l'endormissement. Las ! Cette méthode moderne ne soutient pas la comparaison : les adeptes du refoulement mettaient en moyenne dix minutes de plus que les autres pour s'endormir. Car les mauvaises pensées sont un peu comme le naturel : dès qu'on les chasse, elles reviennent au galop !

Au fur et à mesure que le temps s'écoule, et si rien ne vient le réveiller, Antoine va sombrer dans un sommeil de plus en plus lourd. Son activité cérébrale se ralentit encore et les stimulations extérieures sont de moins en moins susceptibles de le réveiller. Son tracé EEG se modifie avec l'apparition de grandes ondes amples de type delta.

Plus le sommeil s'approfondit, plus ces ondes se multiplient pour finalement occuper la majorité du tracé : c'est la phase de sommeil profond. Parallèlement, le relâchement musculaire du corps d'Antoine s'accentue encore tandis que les mouvements de ses yeux finissent par disparaître tout à fait. Sa respiration et son rythme cardiaque sont stables et réguliers. Cette phase de sommeil lent profond revêt une importance capitale pour l'organisme. C'est le sommeil réparateur par excellence, car c'est grâce à lui que l'orga-nisme peut se reconstituer en récupérant de toutes les fatigues de la journée écoulée. C'est aussi pendant cette période que sont fabriquées certaines hormones essentielles, notamment l'hormone de croissance.

O HEURE 45 : Voilà deux heures qu'Antoine dort. C'est alors que commence pour son cerveau une phase d'intense activité qui va durer une quinzaine de minutes. Sans avertissement, l'électroencéphalogramme s'affole. Les ondes électriques jusque-là très lentes, amples et régulières cèdent brutalement la place à un tracé en dents de scie qui ressemble à s'y méprendre au rythme bêta caractéristique de l'état de veille. Sous leurs paupières closes, les yeux d'Antoine se livrent par intermittence à une sarabande effrénée. Son rythme cardiaque et sa respiration deviennent irréguliers, on peut même observer des pauses respiratoires passagères. Son visage, ses mains et ses pieds sont agités de légers soubresauts ; son corps reste cependant totalement paralysé. Son sexe entre en érection. À première vue, on pourrait croire Antoine au bord du réveil, à la différence près qu'il n'a jamais dormi aussi profondément et qu'il faudrait à ce moment une sollicitation prolongée et importante pour le ramener à la conscience. Son cerveau est particulièrement actif, mais tout se passe comme s'il était déconnecté du reste du corps. C'est le sommeil paradoxal, riche en particularités puisque c'est essentiellement pendant cette phase que se produisent les rêves structurés. C'est aussi un temps privilégié pour la récupération psychique et intellectuelle.

Le sommeil paradoxal vient conclure un premier cycle de sommeil. Il cesse aussi brutalement qu'il était apparu. Il est remplacé par une nouvelle phase de sommeil lent léger qui peut être l'occasion d'une courte période d'éveil, marquant le début d'un nouveau cycle.

ÉRECTION MATINALE : RIEN À VOIR AVEC ÉROS !

Chaque homme a pu s'en rendre compte, les érections sont habituelles au petit matin ou la nuit lors des réveils spontanés entre deux cycles de sommeil. Les compagnes qui partagent nos couches ne doivent pas s'y tromper : il s'agit là d'un pur automatisme physiologique relatif au sommeil paradoxal et qui ne dépend en rien du contenu des rêves ou des désirs sexuels du dormeur. L'érection est en général suffisamment prolongée pour subsister lors de la phase de sommeil léger qui suit le sommeil paradoxal et peut, à l'occasion, réveiller le dormeur, qui devient alors conscient de son état. D'ailleurs, même s'il est moins facile à mettre en évidence, le même phénomène se produit aussi chez la femme, sous une autre forme bien sûr, une tumescence du clitoris et de la vulve. Chez l'homme, cette manifestation particulière du sommeil paradoxal est exploitée en pratique clinique pour différencier les impuissances d'origine psychologique – les plus fréquentes et celles, plus rares, qui relèvent d'une anomalie organique. Si l'impuissance est liée à un désordre psychologique, il est possible de détecter des érections nocturnes ou matinales puisqu'elles sont, dans ce cas, déconnectées de toute stimulation érotique. En revanche, s'il existe une cause purement « mécanique » à l'impuissance, l'érection devient impossible, même au cours du sommeil.

Toutes les quatre-vingt-dix minutes environ au cours d'une nuit normale, quatre à cinq cycles de sommeil vont ainsi se succéder pour amener Antoine jusqu'au petit matin. Leur structure évolue sensiblement au fur et à mesure que la nuit s'avance. Au cours des premiers cycles, le sommeil lent profond prédomine alors qu'en fin de nuit, les phases de sommeil paradoxal sont de plus en plus longues. Vers 5 heures du matin, le sommeil lent profond finit par disparaître tout à fait. Les derniers moments qui précèdent le réveil ne sont plus occupés que par une alternance de sommeil paradoxal et de sommeil lent léger. Ce phénomène explique que l'impression et le souvenir des rêves prédominent le matin. Le sommeil paradoxal représente à lui seul 20 à 25 % de la durée totale du sommeil.

Schéma d'une nuit type
avec les différentes phases de sommeil

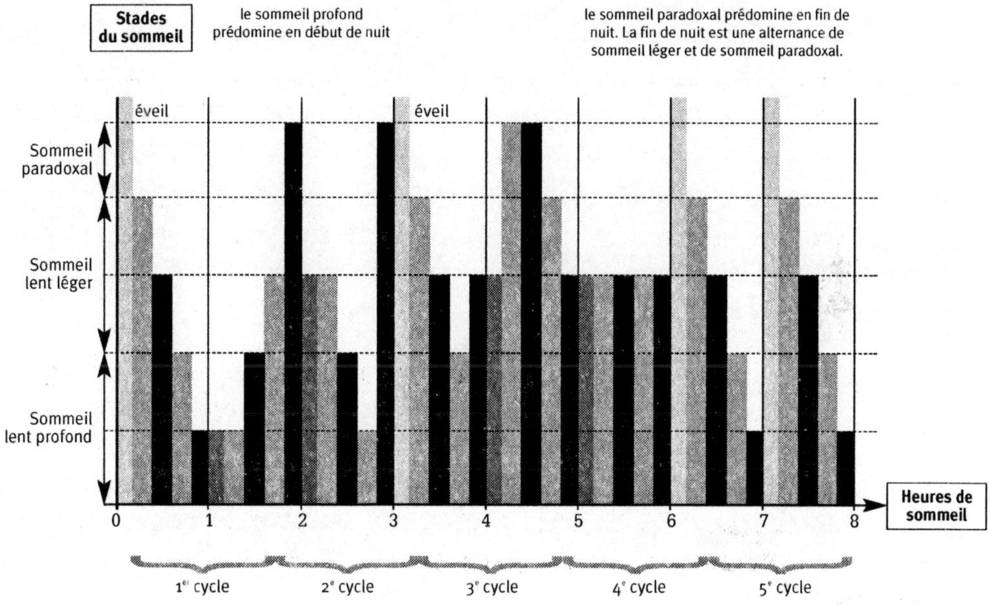

Pendant la phase de sommeil paradoxal, certains groupes de neurones localisés dans des régions précises du cerveau sont le siège d'une activité intense. En envoyant leurs signaux vers d'autres régions cérébrales, ils entraînent l'excitation de systèmes sensoriels et moteurs qui réagissent à leur tour à ces stimulations en produisant une réponse adaptée. Ainsi, pendant le sommeil paradoxal, malgré la paralysie quasi complète du corps, des mouvements peuvent être commandés par le cerveau, et notamment les mouvements oculaires rapides caractéristiques de cette phase de sommeil. Ce phénomène explique aussi que l'on puisse « voir », « entendre », « sentir » et même, parfois, émettre des paroles incohérentes pendant que l'on rêve, sans que cela corresponde à une réalité extérieure appréhendée par nos organes des sens. L'activité cérébrale qui se produit lors du sommeil paradoxal et des rêves entraîne une grande consommation d'énergie par le cerveau, plus importante encore que celle engendrée par l'état de conscience. C'est cette consommation excessive de glucose et d'oxygène qui expliquerait la périodicité du sommeil paradoxal et des rêves, l'organisme étant obligé de se régénérer au cours de phases de sommeil lent entre les phases de sommeil paradoxal. Des expériences ont montré qu'à très haute altitude, là où l'oxygène se fait beaucoup plus rare, la durée du sommeil paradoxal est notablement réduite. En outre, il semble favorisé par une baisse de la température du corps, laquelle facilite elle aussi les économies d'énergie. Ainsi, chez l'homme, le moment où le sommeil paradoxal bat son plein se situe au beau milieu de la nuit, vers 3 ou 4 heures du matin, quand la température du corps atteint justement son plus bas niveau. Une nuit de qualité, réparatrice et par conséquent riche en sommeil paradoxal, doit se dérouler dans une ambiance tempérée qui favorisera cette baisse physiologique de la température.

UN SOMMEIL SOUS HAUTE SÉCURITÉ

Le sommeil paradoxal mérite bien son nom. C'est un sommeil particulièrement profond dont il est très difficile d'être tiré par des stimulations extérieures. Il se caractérise aussi par une production abondante de rêves qui viennent nous plonger dans des situations complexes, souvent bien plus mouvementées que celles de notre vie réelle. Mais le sommeil paradoxal est aussi caractérisé par une impossibilité totale d'effectuer le moindre mouvement. Les scènes de cauchemars, que l'on a vues au cinéma ou à la télévision, dépeignant des dormeurs couverts de sueur, poussant des cris et agités de soubresauts, relèvent donc de la pure fiction ! Le sommeil paradoxal est un sommeil placé sous haute protection, toujours précédé par une phase de sommeil lent. Les rêves construits et « scénarisés » du sommeil paradoxal ne sont possibles qu'une fois désactivés les circuits qui pourraient nous permettre d'y réagir physiquement. Nous sommes ainsi mis à l'abri de situations potentiellement dangereuses pour nous-même et pour les autres.

6 heures : Après un dernier rêve, Antoine se réveille. Alors qu'il lui a fallu un moment assez long pour s'assoupir et enfin s'endormir, le chemin inverse — passer du sommeil à l'état de veille — ne prend que quelques minutes. Cette caractéristique est sans doute un lointain héritage de cette époque où il fallait pouvoir être prêt à affronter instantanément l'attaque d'un prédateur. Cette capacité implique une pleine possession de ses facultés mentales et physiques. Le déclenchement de l'éveil peut être stimulé par des facteurs extérieurs comme la lumière ou le bruit, ou par des sensations physiques comme la faim, la douleur, le froid ou la chaleur. L'éveil se caractérise par une activation de l'ensemble des neurones du cortex cérébral et un ensemble de modifications physiologiques : augmentation du tonus musculaire, des fréquences respiratoire et cardiaque, et de la pression artérielle. Tous ces changements sont orchestrés par la mise en œuvre de circuits complexes de neurones et la sécrétion de nombreuses substances chimiques par le cerveau, comme l'adrénaline et la noradrénaline, mais aussi l'histamine, la dopamine, l'acétylcholine et la sérotonine. L'activation de ce « réseau de l'éveil » est entretenue par l'éveil lui-même, les multiples sollicitations sensorielles et les activités qui l'accompagnent.

• Dormir comme une souche ?

Si nous pouvions l'interroger, Antoine nous dirait sûrement qu'il a « très bien dormi » ou qu'il a dormi « profondément ». Mais cela veut-il dire quelque chose ? Nous savons désormais que la notion de profondeur du sommeil ne correspond pas forcément à celle qui est communément la nôtre. Si le sommeil se limitait à une simple diminution de notre activité et de notre métabolisme, il serait alors possible de considérer que la « profondeur » du sommeil est proportionnelle à l'importance de cette diminution. Nous savons maintenant qu'aucune des différentes phases de notre sommeil ne se traduit par une telle réduction univoque de nos fonctions physiologiques.

Ainsi, le sommeil lent peut sembler à certains égards moins profond que le sommeil paradoxal. En effet, les sujets réveillés au cours d'une phase de sommeil lent ont la sensation d'avoir été dans un état de sommeil beaucoup plus « léger » que lorsqu'on les réveille en plein sommeil paradoxal. En outre, pendant le sommeil lent, le tonus musculaire et certains réflexes sont conservés dans une certaine proportion alors qu'ils sont totalement abolis pendant le sommeil paradoxal. Par ailleurs, la température corporelle centrale est maintenue lors du sommeil lent alors qu'elle diminue lors du

sommeil paradoxal. De même, les neurones de certaines zones cérébrales restent actifs pendant le sommeil lent alors qu'ils sont inhibés pendant les phases de sommeil paradoxal.
En revanche, si l'on change de critères, c'est le sommeil paradoxal qui peut sembler plus « léger » que le sommeil lent. D'abord, lors du sommeil paradoxal, l'activité cérébrale est bien plus grande que lors du sommeil lent, voire plus importante que pendant l'éveil lui-même. Et puis, si l'on observe un dormeur en sommeil paradoxal, dont les membres sont agités de secousses, et qui profère des paroles incohérentes, il semble bien plus « proche de la surface » que celui qui est plongé dans l'apathie complète du sommeil lent.
Ainsi, dormir profondément ne signifie pas grand-chose, car le dormeur passe à plusieurs reprises par des phases de sommeil très différentes les unes des autres, se réveillant brièvement plusieurs fois par nuit, jamais son organisme n'ayant été véritablement « au repos » au cours de la nuit.

À CHAQUE ÂGE SON SOMMEIL !

La durée du sommeil normal varie avec l'âge. Pour une durée de sommeil de 8 heures chez un adulte jeune, comparativement, la durée du sommeil décroît avec l'âge. Elle sera :
– de 16 à 19 heures de la naissance à 1 an ;
– de 14 heures vers l'âge d'1 an ;
– de 11 heures vers 3 ou 4 ans ;
– de 9 à 10 heures à 10 ans ;
– De 8 à 9 heures à l'adolescence.
Au-delà de 50 ans, le sommeil peut évoluer, avec des réveils nocturnes plus fréquents et plus longs, un réveil matinal qui survient plus tôt. Si la diminution de la quantité totale de sommeil avec l'âge est fréquente, elle n'est pas constante. Il s'agit là d'une évolution normale et non d'un trouble du sommeil. En outre, avec l'âge, il devient plus difficile de supporter les changements de rythmes et le manque de sommeil occasionnels. Entre 20 et 30 ans, on est ainsi capables de véritables exploits, qu'il est difficile de poursuivre au-delà de 40 ans. Plus les années passent et plus les traces laissées par une nuit blanche sont difficiles à faire disparaître…

• Question de rythme

Imaginons maintenant qu'Antoine ait quitté son douillet appartement pour se livrer à une expérience plutôt inhabituelle. Nous l'avons en fait placé dans un environnement particulier, totalement isolé des influences extérieures, où le temps semble avoir suspendu sa course. Car dans cette pièce, rien ne vient témoigner des effets de la rotation de la Terre. Antoine ne dispose d'aucun moyen pour connaître l'heure, s'il fait jour ou s'il fait nuit. La température y est constante, tout comme le niveau sonore ambiant. C'est lui-même qui contrôle l'allumage et l'extinction de la lumière quand il le désire. Il prépare ses repas quand la faim lui en fait ressentir l'envie. Dans ces circonstances étonnantes, qu'allons-nous observer ?

Livré à lui-même, c'est-à-dire aux seules sollicitations de son organisme, notre homme va adopter un rythme de vie légèrement différent. L'alternance entre les périodes d'activité et de sommeil, les variations de la température de son corps, les sécrétions d'hormones, conservent une périodicité cyclique non plus de vingt-quatre mais de vingt-cinq heures environ. À la fin de chacune de ses périodes d'activité d'environ seize heures, une fois venu ce qu'il croit être le « soir » et quand il ressent le besoin de se coucher, Antoine s'endormira une heure plus tard que la veille. Au bout de trois semaines d'isolement, son retard quotidien lui a fait ainsi parcourir deux fois le tour du cadran. Cette expérience illustre deux phénomènes extrêmement importants. Tout d'abord, la plupart de nos grandes fonctions physiologiques, dont le sommeil, sont soumises à des rythmes biologiques dits rythmes « circadiens » (du latin *circa*, environ, et *die*, jour). Tout se passe donc comme si quelque « horloge interne » les déclenchait et les mettait en veille périodiquement. Des expériences d'isolement total ont montré que certains individus sont capables de se régler spontanément sur un rythme de quarante-huit heures. Ils restent spontanément éveillés pendant trente-six heures avant de dormir douze heures d'affilée. Leur courbe de température suit en revanche une évolution différente, selon un rythme qui demeure calé sur vingt-cinq heures. Le plus surprenant, c'est que ces personnes sont persuadées de vivre des journées d'une durée normale.

Mais comme chacun le sait, la Terre accomplit une rotation complète sur elle-même, non pas en vingt-cinq heures, mais en vingt-quatre. Ainsi, toute la vie des Terriens est rythmée par l'alternance du jour et de la nuit. Radio-réveil, montre-bracelet, horloge parlante, réunion de 10 heures, journal de 20 heures, cinq à sept, bouillon de 11 heures ou *five o'clock tea* : toutes nos activités sont calibrées par différents impératifs socio-culturels qui ont en commun un cadran divisé en vingt-quatre cases. Il faut donc que la tendance au retard d'une heure de nos rythmes circadiens spontanés soit corrigée en permanence pour qu'ils se synchronisent sur la période de vingt-quatre heures qui est notre lot à tous.

• Fiat Lux !

L'alternance lumière-obscurité est l'élément principal jouant le rôle de synchroniseur de nos rythmes circadiens. La lumière captée par la rétine de l'œil entraîne la propagation de signaux électriques, non seulement vers les aires visuelles du cortex cérébral où il leur sera donné un sens, mais aussi vers une structure cérébrale profonde, le noyau suprachiasmatique, appartenant à l'hypothalamus (un « noyau » dans le cerveau est un regroupement localisé de neurones spécialisés dans une tâche particulière). Certains des neurones qui composent cette structure sont sensibles à la lumière et vont répondre en sécrétant des substances chimiques dont l'action est éveillante. Inversement, d'autres neurones de cette structure, qui sont sensibles à l'obscurité sécrètent des substances chimiques hypnogènes. En outre, ce noyau suprachiasmatique envoie à son tour des signaux à l'épiphyse, une minuscule glande endocrine située à la base du cerveau. Celle-ci va réagir en sécrétant dans le sang, sitôt la nuit venue, une hormone qui défraye la chronique depuis quelques années : la mélatonine. La mélatonine est libérée tout au long de la nuit et fournit à l'ensemble de l'organisme l'information sur la durée de l'alternance jour-nuit. Le noyau suprachiasmatique est donc une véritable horloge interne et le système rétine-noyau suprachiasmatique — épiphyse — mélatonine permet de synchroniser un grand nombre de nos fonctions physiologiques et de nos comportements avec l'alternance jour-nuit.

Il existe d'autres synchroniseurs, certes moins puissants, mais dont l'influence sur notre rythme veille-sommeil est loin d'être négligeable. Il s'agit par exemple de l'alternance du chaud et du froid, du silence et du bruit ou bien encore de l'activité et du repos. Certains de ces facteurs sont étroitement liés aux caractéristiques de la vie en société et permettent à tous les individus de vivre au même rythme. Ce sont d'ailleurs ces synchroniseurs externes qui permettent aux nourrissons d'acquérir progressivement un rythme veille-sommeil fondé sur vingt-quatre heures.

Notre sommeil serait donc conditionné par deux phénomènes distincts : un besoin physiologique, sorte « d'appel au sommeil » lancé par notre organisme pour répondre à un besoin (reconstitution des stocks d'énergie des cellules, sécrétion d'hormones, etc.), et une modulation rythmique pilotée par une horloge biologique synchronisée en permanence par des facteurs externes. Notre capacité à rester éveillé ou à nous endormir dépend donc de ces deux facteurs. Ainsi, une dette de sommeil accroît notre envie de dormir et augmente la durée du sommeil lent profond. En outre, chez un individu normal, cet appel au sommeil n'est pas lancé n'importe quand par le corps, mais à des moments bien précis. On a par exemple remarqué qu'il existait une relation entre le temps du sommeil et le moment où la température du corps et le taux sanguin d'une hormone, le cortisol, étaient au plus bas. Si l'on est contraint de dormir « au mauvais moment », quand notre horloge interne ne le juge pas opportun, c'est l'architecture du sommeil qui se désorganise, avec notamment une perturbation du sommeil paradoxal, qui, contrairement au sommeil lent, ne s'adapte aux décalages horaires qu'au bout de plusieurs jours.

LE SOMMEIL DANS LE RÈGNE ANIMAL

Si tous les animaux dorment, les habitudes, les postures et l'architecture du sommeil peuvent varier énormément d'une espèce à l'autre. Certains animaux dorment dans des terriers, d'autres dans les arbres, sous l'eau ou à sa surface, debout ou pendus la tête en bas, certains dorment le jour et d'autres la nuit. L'étude des caractéristiques du sommeil chez les animaux, et en particulier les mammifères, révèle bien des surprises. On pourrait croire par exemple que la durée totale du sommeil est proportionnelle à la taille et au poids… il n'en est rien. La baleine dort cinq heures par jour, contre treize pour le rat de laboratoire. Aux deux extrêmes, la girafe ne se contente que d'un peu plus d'une heure de sommeil par jour alors qu'une petite chauve-souris semble la championne toutes catégories en dormant près de vingt heures ! Les chercheurs pensent que cette relation inversement proportionnelle entre la taille et la durée du sommeil pourrait trouver son origine dans la gestion des stocks d'énergie. En effet, la dépense énergétique nécessaire pour se déplacer est proportionnellement plus importante chez les petits mammifères. Par ailleurs, leur capacité à stocker l'énergie sous forme de graisse est plus limitée. En outre, chez les petits mammifères, les déperditions énergétiques sous forme de perte de chaleur ont tendance à être supérieures, car leur surface corporelle rapportée à leur poids est plus importante que chez les grands animaux dont la couche graisseuse offre une bien meilleure isolation. Ainsi, le sommeil offrirait aux petits mammifères de longues périodes d'activité métabolique réduite, leur permettant d'économiser de l'énergie. Autre surprise, le sommeil n'est pas non plus forcément synonyme de déconnexion totale avec le monde extérieur. Ainsi, le dauphin ne dort que d'une moitié de cerveau, semblant garder l'autre en éveil pour continuer de respirer et nager et pour être capable de répondre à l'attaque d'un prédateur.

En outre, l'alternance entre les phases de sommeils lent et paradoxal semble être la règle chez tous les mammifères sauf dans un cas, celui de l'échidné. Il est vrai que cet étrange animal australien ressemblant à un hérisson n'est plus à un paradoxe près. Ce véritable fossile vivant, dont les origines remontent à quelque cent cinquante millions d'années, est aussi l'un des deux seuls mammifères au monde, avec l'ornithorynque, à pondre des œufs. Eh bien, il est impossible de trouver la moindre trace de sommeil paradoxal au cours d'une nuit d'échidné ! En enregistrant l'activité cérébrale de cet animal pendant qu'il dormait, les scientifiques ont découvert une activité à mi-chemin entre le sommeil lent et le sommeil paradoxal, sorte de réminiscence d'un sommeil primitif qui aurait donné lieu plus tard avec l'évolution aux deux formes de sommeil connues *chez les mammifères. Cette hypothèse de l'évolution du sommeil au cours des âges semble corroborée par le fait qu'il n'a pas non plus été mis en évidence de sommeil paradoxal chez les reptiles. En revanche, les oiseaux, leurs lointains descendants dans l'échelle des espèces, en sont pourvus. En fait, le sommeil paradoxal exigerait la présence de structures cérébrales complexes, impliquant un certain degré de sophistication dans l'échelle de l'évolution.*

• Notre sommeil est unique

Des circuits complexes de neurones, de multiples substances neurochimiques, des hormones, une horloge interne, des synchroniseurs externes : dormir n'est pas une mince affaire ! Surtout si l'on y ajoute un dernier facteur : notre héritage génétique. Une petite enquête menée au sein de son cercle de connaissances permet à chacun de se rendre compte de cette réalité : nous sommes très inégaux face au sommeil ! Si 90 % de la population a besoin de huit heures de sommeil par jour, certains « petits dormeurs » peuvent rester en forme après une nuit beaucoup plus courte, allant de sept à cinq, voire, exceptionnellement, quatre heures de sommeil par jour. À l'inverse, pour ceux qui sont génétiquement de « gros dormeurs », pas question de dormir moins de dix ou douze heures par nuit sans ressentir les effets désagréables du manque de sommeil. De la même manière, certaines personnes sont d'attaque dès posé le pied sur le sol et d'autres ne commencent à vivre que passé 22 heures. La durée physiologique du sommeil, la propension à être « du matin » ou « du soir », mais aussi la longueur des phases de sommeils lent et paradoxal sont inscrites dans nos gènes, tout comme la forme de notre nez ou la taille de nos pieds. Des études comparant le sommeil des vrais et des faux jumeaux montrent que la part de l'héritage génétique dans notre sommeil est d'environ 50 %. L'autre moitié dépend des différences individuelles et de l'environnement socioculturel. Il est donc possible d'adapter son sommeil aux contraintes sociales, mais dans une certaine mesure seulement. Inutile d'espérer pouvoir réduire sans dommage votre temps de sommeil à cinq heures par nuit si vous êtes de ceux qui en ont besoin de dix ! Pour être en forme, il serait sage que chaque dormeur s'approprie la célèbre maxime inscrite sur le fronton du temple de Delphes et reprise par Socrate : « Connais-toi toi-même. »

• Dormir, à quoi ça sert ?

Si l'on sait aujourd'hui à peu près comment nous dormons, nos connaissances sur les fonctions biologiques assurées par le sommeil chez les animaux en général et chez l'homme en particulier sont encore maigres. Les scientifiques avancent diverses explications, qui ne sont de fait que des hypothèses.

Pour certains auteurs, le sommeil servirait à restaurer des processus biologiques ou des fonctions physiologiques sollicités pendant la période d'activité éveillée, et serait une sorte de parenthèse indispensable à la recharge de nos batteries. C'est une conception classique, que viennent corroborer bon nombre d'éléments, au premier rang desquels figurent par exemple les conséquences de la privation de sommeil sur la santé. L'accroissement de la durée du sommeil après une période de privation est un autre argument en faveur de cette théorie. Tout comme la fabrication d'un certain nombre de substances biologiques comme l'hormone de croissance qui se produit préférentiellement pendant le sommeil. D'autres éléments viennent, en revanche, la contredire, comme le fait qu'en situation d'isolation temporelle, les périodes de sommeil ont tendance à être plus courtes, succédant à des périodes d'éveil actif plus longues que dans la « vraie vie ». L'étude des effets de l'exercice physique sur le sommeil ne va pas non plus dans le sens de ce concept car la quantité de sommeil nécessaire devrait être, dans une certaine mesure, proportionnelle aux dépenses énergétiques entraînées par un exercice physique. Or cette proportionnalité est loin d'avoir été prouvée.

Selon une autre théorie, dormir permettrait de réduire la dépense énergétique globale chez les animaux à sang chaud, grâce à la diminution du métabolisme et à la baisse notable de la température du corps qui se produisent pendant le sommeil. Ce dispositif d'économie d'énergie se révèle crucial pour les petits mammifères ou les oiseaux quand ils doivent affronter la disette ou des conditions climatiques difficiles. À une température proche de zéro, un petit mammifère sans nourriture peut ainsi prolonger sa vie d'un jour, grâce au sommeil, qui entraîne une chute de sa température corporelle de 2 °C. En outre, le développement de la capacité, chez les mammifères et les oiseaux, à maintenir une température corporelle stable, semble corrélé à l'existence du sommeil lent. Les structures cérébrales dont dépendent ces deux fonctions seraient en fait voisines, voire identiques…

Quant au rôle joué par le sommeil paradoxal, les hypothèses ne manquent pas — de l'entretien du système nerveux aux processus de mémorisation, en passant par l'équilibre émotionnel sans qu'aucun élément concret ne puisse vraiment confirmer l'une ou l'autre.

Une chose est sûre : étant donné l'universalité du sommeil dans le règne animal et l'impossibilité totale de s'en affranchir, il apparaît clairement que les fonctions physiologiques qu'il remplit nous sont indispensables pour pouvoir rester en vie sur terre. À ce titre, il mérite tout notre respect et nos soins les plus diligents pour le préserver.

• Nos rêves ont-ils un sens ?

De quoi est-ce que j'ai encore rêvé cette nuit ? Combien de fois avons-nous prononcé cette phrase à la table du petit-déjeuner, essayant de nous remémorer nos délires nocturnes pour tenter de leur trouver une signification ? Il y a néanmoins ceux, plus organisés, qui ne peuvent s'endormir sans un bloc-notes et un crayon sur leur table de chevet. Ils sont prêts à noter nuit après nuit leurs fugaces souvenirs oniriques à la faveur du moindre réveil nocturne, afin de s'en livrer à une analyse détaillée. Car nombreux sont ceux qui pensent encore comme le bon Docteur Freud que les rêves sont une sorte de fenêtre ouverte sur notre inconscient, une occasion privilégiée qui nous serait offerte pour apprécier nos ressorts intimes, et pourquoi pas entrevoir notre destin ou les dangers qui nous guettent. Alors, quel crédit doit-on accorder aux rêves ? Faut-il leur donner une portée psychanalytique, voire métaphysique ? S'agit-il tout simplement d'un aménagement automatique et dénué de signification de nos souvenirs et de nos expériences de vie ? Nos rêves sont-ils uniquement liés aux stimulations auxquelles nous sommes exposés lors de notre sommeil ou à quelque phénomène extralucide dont l'origine nous échapperait encore ? Il est normal que la question nous tracasse : après tout, nous passons près de 10 % de notre vie plongé dans une activité qui nous dépasse, sur laquelle nous n'avons aucun contrôle, et nous aimerions bien savoir de quoi il en retourne. Mages, astrologues, chamans, prophètes et autres mystiques nous ont livré en leur temps leurs explications. Et puis les psychanalystes sont arrivés, armés de théories et bardés de certitudes. Depuis une vingtaine d'années, les neurophysiologistes ont pris le relais et se frottent à leur tour aux mêmes questionnements. Il est vrai qu'ils disposent aujourd'hui de techniques d'investigation et d'analyse qui faisaient défaut à leurs prédécesseurs et, plutôt que l'interprétation des rêves, c'est davantage leur fonction physiologique qu'ils cherchent à élucider.

L'étude en laboratoire a permis de balayer un certain nombre d'idées reçues qui reposaient sur l'analyse d'un petit nombre de rêves, ceux dont on se souvient spontanément à l'issue du réveil. Ainsi, ceux qui pensent ne jamais rêver doivent se rassurer : il ne s'agit que d'une impression. Le réveil systématique des dormeurs au cours des différentes phases du sommeil nous a appris que nous rêvons tous et que les nuits sans rêves n'existent pas. On sait de même que les rêves ne surviennent pas uniquement pendant les phases de sommeil paradoxal, mais aussi, par exemple, assez tôt après l'entrée dans le sommeil. Les caractéristiques des rêves varient selon qu'ils se produisent ou non pendant le sommeil paradoxal. Les rêves de ce dernier sont ceux dont on garde habituellement le souvenir. Ils sont plus longs, plus complexes et plus riches en perceptions visuelles et auditives ainsi qu'en sensations émotives, que les rêves qui surviennent pendant les autres phases du sommeil. On a aussi découvert que les rêves sont loin de se limiter à une fantasmagorie surréaliste et que, la plupart du temps, il s'agit d'expériences complexes et structurées, parfois totalement originales, au cours desquelles le rêveur affiche un comportement et un discours parfaitement bien adaptés. Si au cours d'une nuit les rêves portent généralement sur des thèmes différents, en revanche, au cours d'un rêve en particulier, la cohérence thématique semble le plus souvent

assurée, faisant parfois appel à de véritables scénarios conçus de toutes pièces à l'insu de notre conscience. Bref, les rêves sont loin de ressembler à la production anarchique d'un cerveau tournant en roue libre, ce qui fait dire à Michel Jouvet, l'un des plus grands spécialistes mondiaux du sommeil, que le rêve peut être comparé à un troisième état de vigilance.
Certaines études ont pu mettre en évidence que le contenu des rêves était, toutes proportions gardées, en rapport avec le profil de personnalité habituel du dormeur, mais aussi avec les modifications de l'humeur liées par exemple à un syndrome prémenstruel chez la femme ou à une tendance dépressive.
S'il est clair aujourd'hui que, même plongé dans nos rêves les plus fous, nous demeurons finalement ce que nous sommes pendant notre vie éveillée, il est encore difficile d'apprécier de quelle manière un rêve peut se construire. Ainsi, il semblerait que les événements qui précèdent l'endormissement influencent peu le contenu de celui-ci, qu'il s'agisse d'un exercice physique ou mental, d'une discussion ou encore du contenu particulier d'un film, violent ou érotique. De la même manière, les stimulations visuelles, auditives ou tactiles, subies par un dormeur n'ont que peu d'influence. Le rêve apparaît donc comme une expérience de la pensée qui se construit indépendamment de la situation réelle du dormeur ou des circonstances auxquelles il peut se trouver exposé pendant son sommeil. Nous pouvons ainsi expérimenter en rêve un saut hyperréaliste en parachute, tout en étant confortablement allongé dans notre lit, ou bien gambader nu sur une plage tropicale tout en étant emmitouflé dans un pyjama en laine polaire et enfoui sous une couette en duvet d'oie ! Lorsque nous rêvons, nous n'avons aucune conscience que la situation que nous affrontons est onirique ! À tel point que, même réveillé, il nous faut parfois encore plusieurs minutes pour nous raisonner et nous apercevoir que tout n'était qu'illusion…
Bien que l'on ignore encore beaucoup de choses sur le contenu des rêves, le voile commence à se lever sur les procédés qui sont mis en œuvre dans leur construction. On sait par exemple que leur thème chez l'enfant change autour de neuf ans. Avant cet âge, les rêves rapportés sont sensiblement plus courts, avec un contenu relativement pauvre en personnages et en actions. Vers neuf ans,

la structure des rêves de l'enfant tend à ressembler à celle que l'on retrouve chez les adultes. Les études semblent indiquer que ce changement tient au développement de la capacité de l'enfant à la visualisation dans l'espace et à l'élaboration de concepts abstraits. Notre capacité à élaborer des scénarios au cours de nos rêves relèverait donc des mêmes structures et circuits cérébraux que notre faculté à imaginer des formes, des idées et des situations, à concevoir l'abstraction. Cela expliquerait peut-être la rationalité de certaines décisions que nous prenons lors de nos rêves ou encore la créativité étonnante dont nous pouvons faire preuve… au plus profond de notre sommeil !

Quant à savoir pourquoi nous élaborons tel ou tel scénario, la question n'a toujours pas trouvé de réponse formelle. Les partisans de la psychanalyse persistent à y voir l'émergence de notre inconscient, une théorie qui n'explique pourtant pas les différences sensibles de structure qui existent entre rêves du sommeil paradoxal et rêves du sommeil lent. Pour les partisans acharnés de la neurophysiologie, les rêves ne peuvent s'expliquer que par l'activation périodique et aléatoire du cortex cérébral par les structures nerveuses à l'origine du sommeil paradoxal. Mais là encore, comment expliquer les rêves qui surviennent pendant le sommeil lent ? Nos rêves sont donc loin d'avoir livré la totalité de leurs secrets. Ils gardent une part de leur mystère et continueront sans doute encore longtemps — faut-il s'en plaindre ? — à alimenter nos discussions du petit-déjeuner : *Mais pourquoi est-ce que je suis allé rêver ça ???*

PEUT-ON APPRENDRE EN DORMANT ?

Quand j'étais étudiant, j'ai cru un moment à la possibilité de mémoriser des cours entiers pendant mes nuits de sommeil. L'idée était en vogue à l'époque et la technique était simple. Alors, pourquoi ne pas essayer ? Il s'agissait d'enregistrer sur un magnétophone le cours à apprendre et de mettre ensuite la bande en lecture au cours de la nuit, l'appareil posé sur la table de chevet. Vous devinerez aisément que je me suis rapidement aperçu de l'inefficacité de cette méthode. Les scientifiques ont démontré que les informations que nous recueillons juste avant de nous endormir ou qui nous parviennent lors de nos réveils au cours de la nuit ne sont pas enregistrées dans notre mémoire à long terme. Quelques minutes de sommeil suffisent en effet à désactiver les systèmes de transfert d'information de la mémoire à court terme vers la mémoire à long terme. Ce phénomène physiologique explique les difficultés à se souvenir des détails d'une conversation téléphonique survenue au beau milieu d'une nuit de sommeil si l'on se rendort aussitôt après, ou encore des pensées qui nous traversent l'esprit au moment de nous endormir. Il nous fait malheureusement aussi oublier parfois certains serments éternels prêtés sur l'oreiller dans des moments d'intense exaltation… juste avant de dormir ! Ce qui est sûr, en revanche, c'est qu'un bon sommeil facilite la mémorisation à long terme des choses apprises au cours de la journée et qu'à l'inverse, un manque de sommeil peut favoriser des troubles de la mémoire qui disparaissent d'eux-mêmes après récupération de la fatigue.

Au travers de l'exemple d'Antoine, nous prenons conscience des événements insoupçonnés qui surviennent à notre insu lorsque nous dormons. Le sommeil est un processus actif, initialisé et entretenu par un enchaînement de mécanismes particulièrement complexes, qui nous soustrait temporairement au monde extérieur et à ses contraintes pour mieux l'affronter quelques heures plus tard. Le sommeil et l'éveil sont deux états étroitement dépendants l'un de l'autre. Le sommeil de la nuit se prépare tout au long de la journée, grâce à la qualité de notre éveil et à ce que nous en avons fait. De la même manière, notre engagement dans la journée et nos comportements diurnes sont liés à ce qui s'est passé pendant les quelque huit heures que nous avons passées dans notre lit.

Finalement, si sa durée est suffisante et si son architecture générale est respectée, notre sommeil remplira pleinement son office. Toutes nos fonctions physiques et psychologiques fonctionneront alors au maximum de leur potentiel. En un mot, nous nous sentirons d'attaque sitôt le pied à terre, nous serons performants tout au long de notre journée. Jusqu'au soir nous serons capables d'affronter avec pertinence et sérénité les multiples avatars qui constituent notre quotidien.

Encore aujourd'hui, dormir reste assurément l'une des fonctions physiologiques humaines les plus mystérieuses, mais dont l'importance ne cesse de se révéler au fil des progrès de la science. En dépit de ce que notre mode de vie urbain et occidental voudrait nous faire admettre, le sommeil est loin d'être un luxe dont il serait possible de faire la moindre économie. Mais étant donné son organisation complexe et les multiples facteurs dont il dépend, il n'est pas étonnant qu'il puisse être affecté de nombreuses façons.

En résumé

Contrairement aux idées reçues, le sommeil n'est pas une mise en veilleuse passive de l'organisme mais une forme d'activité différente et indispensable à la vie.

Le déclenchement du sommeil dépend de substances chimiques comme la sérotonine qui sont sécrétées par le cerveau lorsque l'on est éveillé.

Pour que le sommeil arrive, il faut un ordre lancé par notre horloge biologique interne et des conditions extérieures favorables.

Le sommeil comprend deux états de fonctionnement cérébral très différents : le sommeil lent et le sommeil paradoxal, au cours duquel surviennent les rêves.

Une nuit de sommeil normale est constituée par une succession de quatre à cinq cycles qui comprennent chacun des phases de sommeil lent et de sommeil paradoxal.

Une moyenne de huit heures de sommeil par nuit est indispensable pour rester performant dans la journée et en bonne santé.

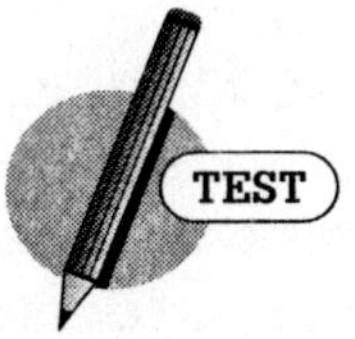

Êtes-vous petit ou gros dormeur ?

- La quantité de sommeil dont notre organisme a besoin chaque jour est une caractéristique propre à chaque individu, déterminée génétiquement, comme l'ont prouvé les études scientifiques chez l'animal ou chez les jumeaux.
- La longueur d'une nuit de sommeil normale est d'environ huit heures, car c'est le besoin partagé par la grande majorité des individus. Il existe cependant des dormeurs d'exception, dont les nuits de sommeil ne dépassent pas les quatre ou cinq heures, ou, à l'inverse, de très gros dormeurs, qui ne peuvent pas se passer de leurs dix à douze heures de sommeil quotidiennes. Connaître et respecter la quantité de sommeil dont on a naturellement besoin est important pour maintenir une hygiène de vie satisfaisante.
- Le meilleur moment pour une évaluation, ce sont les vacances ! Après une semaine de repos, le stress est évacué et la fatigue des semaines précédentes est épongée. Si la location est conforme au descriptif de l'agence, si la voiture ne vous a pas lâché sur l'autoroute et si le petit dernier ne vous a pas fait une appendicite, bref si tout se passe bien, on se retrouve calme, détendu et surtout affranchi d'un grand nombre de contraintes socioprofessionnelles qui obligent à se coucher tard ou à se lever tôt.
- Le moment idéal du test est arrivé : pendant plusieurs jours d'affilée, efforcez-vous de vous coucher à une heure fixe et raisonnable qui vous convient. Si vous n'avez pas passé le plus clair de votre journée à jouer au mammifère marin somnolant sur une plage ou pendu au tilleul du jardin dans un hamac, vous devriez vous endormir sans problème. Vos conditions de sommeil doivent être parfaites et rien — ni bruit, ni lumière, ni conjoint entreprenant ou enfants impatients — ne doit pouvoir provoquer un réveil inopiné. Notez alors l'heure de votre retour spontané à la conscience.

- Établissez une moyenne sur plusieurs jours de la longueur de vos nuits naturelles et vous aurez ainsi la quantité de sommeil dont votre organisme a besoin chaque jour pour se sentir bien.
- À vous de respecter ce quota tout au long de l'année, en sachant bien une chose : toute diminution de cette quantité de sommeil constituera une dette qui se traduira par une baisse de vos performances et une sensation de somnolence pendant la journée !

Êtes-vous lève-tôt ou couche-tard ?

Être du matin ou du soir, on ne le choisit pas : votre propension à vous coucher tôt ou à vous lever tard est inscrite dans vos gènes. Vous pouvez domestiquer cette tendance naturelle, mais dans une certaine mesure seulement ; mieux vaut donc en tenir compte dans l'organisation de sa vie si l'on veut rester en forme. Voici un test pour savoir si vous êtes plutôt poule ou plutôt hibou.

1 ▪ Pour chaque question, entourez le numéro de la proposition qui vous correspond le mieux.

Vous préférez vous lever :
- ❑ 1 - Plutôt entre 5 heures et 7 heures
- ❑ 2 - Plutôt entre 7 heures et 9 heures
- ❑ 3 - Plutôt entre 9 heures et 11 heures

Vous préférez vous coucher :
- ❑ 1 - Entre 20 heures et 21 heures 30
- ❑ 2 - Entre 21 heures 30 et 23 heures 30
- ❑ 3 - Entre 23 heures 30 et 1 heure

Pour vous lever le matin, vous avez besoin d'un réveil :
- ❑ 1 - Jamais
- ❑ 2 - Seulement si vous devez vous réveiller plus tôt
- ❑ 3 - Toujours

Vous lever tôt vous est :
- ❑ 1 - Facile
- ❑ 2 - Plutôt facile si vous vous êtes couché tôt
- ❑ 3 - Toujours pénible

Dans la demi-heure qui suit votre réveil, vous vous sentez :
- ❑ 1 - Immédiatement opérationnel
- ❑ 2 - Plutôt vaseux
- ❑ 3 - Incapable de parler et encore moins de réfléchir

Si vous n'avez rien à faire le lendemain, vous vous couchez :
- ❑ 1 - À la même heure que d'habitude
- ❑ 2 - Entre 1 heure et 2 heures plus tard
- ❑ 3 - Plus de 2 heures plus tard

Pour exécuter une tâche exigeant une grande concentration, vous préférez :
- ❑ 1 - Entre 7 heures et 10 heures
- ❑ 2 - Entre 11 heures et 15 heures
- ❑ 3 - Entre 15 heures et 21 heures

Si vous vous couchez plus tard que d'habitude, vous vous réveillez :
- ❑ 1 - À l'heure sans problème
- ❑ 2 - À l'heure mais difficilement
- ❑ 3 - Plus tard

Le matin au petit-déjeuner :
- ❑ 1 - Vous pourriez manger un sanglier rôti
- ❑ 2 - Vous vous contentez de quelques tartines
- ❑ 3 - Vous ne pouvez avaler que du café

Pour pratiquer votre sport favori, vous préférez :
- ❑ 1 - Tôt le matin
- ❑ 2 - L'après-midi
- ❑ 3 - En fin de soirée

2 ▪ Faites le total des chiffres que vous avez entourés.

Vous avez entre 10 et 15 points : Vous êtes tendance poule. Les petits matins ne vous effraient pas mais sachez qu'une hygiène de vie rigoureuse est indispensable pour vous sentir en forme. En semaine, évitez les programmes de seconde partie de soirée à la télévision ou la séance de minuit au cinéma. Allez à la pêche très tôt le dimanche matin plutôt qu'en boîte de nuit le samedi soir.

Vous avez entre 15 et 25 points : Vous n'avez pas une tendance nette et vous pouvez vous adapter sans problème à des horaires différents ; vous êtes donc un candidat tout trouvé pour les trois-huit... L'essentiel est de respecter votre quota de sommeil et de bien le gérer !

Vous avez entre 25 et 30 points : Vous êtes plutôt oiseau de nuit. Inutile d'accepter une invitation pour assister à l'envol des oies sauvages dès potron-minet, vous mettriez la journée à vous en remettre. Optez plutôt pour le brame du cerf à partir de 23 heures. Et si ce n'est pas la saison, rabattez-vous sur *Histoires naturelles* à la télévision. À condition de ne pas monter le son trop fort : les voisins apprécient rarement d'être réveillés par des cris de sanglier à 2 heures du matin !

CHAPITRE II

Sommeil, quand tu nous manques...

Comment se sent-on pendant la journée ? C'est cette question qui est déterminante pour savoir si la quantité et la qualité de notre sommeil ont été satisfaisantes. En dehors des examens complexes réalisés par un spécialiste dans un centre du sommeil (voir chapitre 3), le seul élément nous permettant de juger si l'on a convenablement dormi ou pas, c'est notre forme au cours de la journée. Les besoins variant d'un individu à l'autre, la bonne nuit de sommeil est finalement pour chacun celle qui lui permet d'être en pleine possession de ses moyens le lendemain, sans ressentir à aucun moment une désagréable sensation de somnolence. Mais à en croire les statistiques, le manque de sommeil prend des allures d'épidémie dans l'ensemble de nos pays industrialisés. Transports en commun, cinémas, salles de conférences, canapés familiaux, et même parfois hémicycles, sont autant de lieux où se révèlent tous ceux qui sont en manque de sommeil.

• L'appel du sommeil

La somnolence peut être assimilée à la faim ou à la soif : un appel de notre corps à assouvir un besoin fondamental. Lorsque ce besoin est comblé, cette sensation est absente tout au long de notre journée, même si l'on se trouve dans des situations particulièrement soporifiques. La somnolence ne se manifestera qu'une fois la nuit venue, comme un appel de notre organisme à refaire le plein de sommeil. En cas de manque, la somnolence — si elle est modérée — sera masquée au cours de la journée par les tâches que nous devons accomplir et les nombreuses sollicitations auxquelles nous pouvons être exposés. Que cessent ces stimulations et la somnolence s'impose alors, avec son cortège de symptômes qui trahissent un besoin urgent de dormir. Plus le manque de sommeil est important, moins les sollicitations sont capables de nous maintenir éveillé. À un certain stade et malgré tous nos efforts de concentration, le cerveau échappe à la volonté et se place de lui-même en mode « sommeil ». Des enregistrements électroencéphalographiques réalisés chez des personnes privées de sommeil ont révélé la survenue de périodes de micro-sommeils, d'une durée de quelques secondes, au cours desquelles les ondes cérébrales prennent l'aspect caractéristique du sommeil lent, sans pour autant que le sujet en soit conscient. Ainsi, il n'est pas rare par exemple de dormir à son insu... tout en conduisant ! Sur un trajet monotone de plusieurs heures sur autoroute, en cas de manque important de sommeil, il est fréquent de s'endormir plusieurs fois, sans pour autant fermer les yeux ni avoir la tête qui tombe sur la poitrine. L'enchaînement est toujours le même : au bout d'un certain temps, vous êtes gagné par une somnolence due au manque de sommeil. Vous luttez contre cette sensation en vous efforçant de rester concentré sur la route ou le programme que vous écoutez à la radio. Vous arrivez finalement à bon port en ayant l'impression d'être resté vigilant jusqu'au bout, et pourtant, vous vous êtes « endormi » à plusieurs reprises, durant quelques secondes au cours desquelles votre cerveau vous a échappé sans même que vous vous en rendiez compte ! Si le trajet s'était prolongé un peu plus, les micro-sommeils se seraient transformés en sommeil véritable, et en accident comme cela se produit des centaines de fois chaque année sur les routes.

À la somnolence, le manque de sommeil vient ajouter d'autres manifestations, au premier rang desquelles les troubles de l'humeur. Sommeil et humeur sont étroitement liés, puisque ces deux fonctions sont sous-tendues par la sécrétion par le cerveau de substances chimiques identiques. Il est facile d'en faire l'expérience après une nuit agitée et insuffisamment réparatrice. Les contrariétés, les contraintes ou certains comportements des personnes de l'entourage, tout devient difficile à supporter pour le sujet qui n'a pas dormi suffisamment. Nul besoin d'être psychologue ou sociologue pour remarquer que les comportements agressifs, la plupart du temps inexplicables, se multiplient dans nos sociétés dites « avancées » : conducteurs prêts à en venir aux mains à la moindre occasion, enfants brutalisés par des parents en permanence au bord de la crise de nerfs, caissières prises à partie par des clients impatients. La multiplication de ces « attaques de colère » pourrait trouver en partie son explication dans la carence de sommeil dont souffre de plus en plus fréquemment l'homme moderne.

Outre l'irritabilité, la tendance dépressive est aussi régulièrement associée au manque de sommeil. L'inverse est également vrai, puisque l'insomnie est souvent le premier signe d'une dépression débutante.

DES RECORDS À NE JAMAIS BATTRE !

Combien de temps un être humain peut-il rester sans dormir ? Seuls quelques cas expérimentaux de privation de sommeil permettent de répondre en partie à cette question. La littérature semble être unanime pour accorder le record toutes catégories à Randy Gardner. Il avait 17 ans en 1965 quand il établit son record en parvenant à demeurer éveillé pendant 264 heures, soit 11 jours ! Depuis, il semble que l'on n'ait pas fait mieux, même si quelques sujets se sont prêtés à diverses expériences, restant 8-10 jours sans dormir, sous strict contrôle médical. Le plus remarquable, c'est que ces individus n'eurent à souffrir d'aucune grave conséquence après leur expérience. Au cours de leur longue veille, ils présentèrent les signes classiques de la privation de sommeil, comme des troubles de l'humeur, de la concentration, de la perception. Tout rentra dans l'ordre, sans séquelle, après une à deux nuits de récupération.

Certaines conditions pathologiques peuvent entraîner des périodes d'insomnies particulièrement longues. Les patients souffrant de troubles bipolaires (psychose maniaco-dépressive) peuvent rester deux à trois jours sans fermer l'œil au cours de leurs accès. Le professeur Michel Jouvet, de Lyon, rapporte le cas d'un patient de 27 ans, atteint en 1970 d'une maladie neurologique rare appelée chorée fibrillaire de Morvan, qui resta quatre mois sans manifester le moindre signe de sommeil ni même éprouver le besoin de dormir.

Il s'agit là d'un cas exceptionnel, puisque c'est à ce jour l'insomnie totale la plus longue testée et contrôlée par enregistrement électroencéphalo-graphique, et que le sujet ne présenta aucun des troubles de la mémoire ou de l'attention qui accompagnent habituellement la privation de sommeil. Cependant, toutes les nuits, entre 21 heures et 23 heures, ce patient souffrait d'hallucinations visuelles, olfactives, auditives et tactiles, ainsi que de douleurs aux extrémités de ses membres.

De nos nuits dépendent aussi directement nos performances intellectuelles. La mémorisation à long terme, notre faculté à retrouver des informations enfouies dans notre mémoire, mais également notre concentration et notre capacité à prendre les bonnes décisions au bon moment sont étroitement liées à la quantité et à la qualité de notre sommeil. À cette liste déjà longue, les spécialistes ajoutent un autre trouble : « l'amnésie du futur », qui serait en fait l'impossibilité à se projeter dans l'avenir et à élaborer des projets. Non seulement les sujets privés de sommeil font preuve d'une capacité d'initiative limitée et ne peuvent que répéter ce qu'ils ont fait la veille, mais également un manque de lucidité les empêche d'évaluer objectivement les conséquences à venir de leurs actes et comportements. On comprend alors facilement les répercussions, éventuellement dramatiques, du manque de sommeil. Le cadre surmené qui ne dort pas assez, le travailleur de nuit qui ne récupère pas correctement, le médecin ou l'aiguilleur du ciel qui accumule les gardes sans repos compensateur — pour ne citer que quelques exemples — sont à leur insu potentiellement générateurs d'erreurs ou d'accidents. Il est d'ailleurs étonnant qu'à la lumière des connaissances médicales, à une époque où la tendance est à l'amélioration des performances et au risque zéro, employeurs privés ou publics ne prennent pas davantage conscience des besoins de sommeil de leurs collaborateurs. Le message à promouvoir est pourtant simple : en veillant à ce que vos employés dorment suffisamment bien et longtemps, vous leur permettez d'exprimer pleinement leurs capacités et leurs talents, tout en assurant leur sécurité et celle des personnes qui dépendent de leur activité. Face aux dangers potentiels que représente, pour elle-même et pour autrui, une personne en manque de sommeil, on serait même en droit de souhaiter une législation plus contraignante, au moins pour l'ensemble des professions à risque, à l'instar de celle qui s'applique aux conducteurs routiers, par exemple. Une étude réalisée dans un grand hôpital londonien a montré que les chirurgiens qui n'avaient pas fermé l'œil de la nuit commettaient 20 % d'erreurs de plus que leurs confrères qui avaient bénéficié d'une nuit de sommeil normale ! D'autres études ont montré qu'une nuit blanche avait les mêmes effets sur les performances qu'un taux d'alcoolémie de 0,1 %, chiffre qui invite à prendre le manque de sommeil au sérieux ! D'après une grande enquête réalisée en 2000 aux États-Unis par la National Sleep Foundation, 51 % des travailleurs affirment que leur somnolence a des conséquences directes sur la quantité totale de travail qu'ils fournissent. 40 % déclarent que c'est sa qualité qui pâtit directement de leur somnolence et 19 % avouent commettre des erreurs occasionnelles ou fréquentes quand ils ont sommeil au travail.

Autre conséquence du manque de sommeil, moins connue celle-là : l'augmentation de la suggestibilité. Moins connue mais qui n'a pas échappé à tout le monde, puisque la privation de sommeil est utilisée couramment par les sectes pour augmenter la « docilité » des adeptes et leur faire accepter l'inacceptable. Mais, comme le souligne le professeur Jean-Louis Valtax de Lyon, il ne faut pas oublier que l'augmentation de la suggestibilité par la privation de sommeil est aussi une technique utilisée par de nombreuses polices dans le monde pour extorquer des aveux aux suspects. Elle peut même s'apparenter à une forme de torture, pratiquée par des États totalitaires ou des groupes terroristes pour « casser » la volonté des individus qu'ils détiennent et les amener à se soumettre à leur volonté. On a ainsi pu démontrer, en étudiant une série de prises d'otages, que les conditions de détention déterminent la résistance de ces otages au manque de sommeil. Des hallucinations sensorielles peuvent apparaître en quelques heures si la privation de sommeil est associée à la privation de lumière, l'isolement des sons extérieurs, la restriction de mouvement et la pression psychologique comme les menaces de mort ou, pire encore, les simulacres d'exécution.

Enfin, le manque de sommeil s'accompagne aussi de troubles des grandes fonctions métaboliques. Les personnes qui ne dorment pas assez peuvent ressentir une certaine frilosité, une augmentation de la sensation de faim, l'accélération de leur rythme cardiaque ou des maux de tête.

La résistance au manque de sommeil varie d'un sujet à l'autre. En fonction de la sensibilité de chacun, ces troubles peuvent apparaître plus ou moins rapidement et pour une dette de sommeil plus ou moins importante. Une privation de sommeil en apparence mineure, d'une à deux heures par nuit, peut à la longue entraîner les mêmes conséquences qu'une privation plus brutale et plus spectaculaire. Heureusement, toutes ces conséquences du manque de sommeil disparaissent d'elles-mêmes sans laisser de trace après quelques nuits de récupération. Celle-ci est d'ailleurs facilitée par l'augmentation spontanée de la quantité de sommeil chez la personne qui en a été privée. Cet « effet rebond », comme l'appellent les spécialistes, explique que l'on dort plus longtemps et plus profondément quand on se trouve en mesure de rattraper son sommeil.

• Un mal de l'ère moderne

Si 80 % des adultes ont des besoins qui varient entre sept heures et demie et huit heures de sommeil par jour, dormir suffisamment et correctement relève du luxe pour un nombre grandissant d'entre nous. À cela plusieurs facteurs, parmi lesquels des troubles pathologiques du sommeil, comme nous le verrons, mais d'abord et surtout une hygiène de vie qui laisse à désirer. Avec la « mal-bouffe », le « mal-dormir » semble bien être le fléau qui caractérise notre époque moderne, et tout comme notre système cardio-vasculaire ou notre équilibre pondéral, notre sommeil est victime de notre style de vie. Horaires de bureau à rallonge, insuffisante récupération, accumulation du stress, sédentarité, veillées fréquentes en semaine devant des programmes de télévision qui commencent à être dignes d'intérêt au-delà de 23 heures, interminables séances nocturnes de surf sur le Net : les occasions de ne pas dormir assez sont multiples et banales.

Le phénomène n'est pas nouveau puisque le temps moyen de sommeil des hommes aurait été réduit de 20 % par l'invention de… l'ampoule électrique ! Et les choses continuent de s'aggraver. Les statistiques des pays développés sont concordantes : les troubles du sommeil affectent une part grandissante de la population. En France, 22 % de la population est concernée, un Français sur six se plaignant de mal dormir. Nos voisins ne sont pas mieux lotis, puisque différentes études menées en Europe rapportent que 30 % en moyenne de la population souffre d'un sommeil de mauvaise qualité. Aux États-Unis, ce sont près de 40 millions de personnes qui sont concernées par ce problème. 33 % des Américains dorment moins de 6,5 heures par nuit durant la semaine et, toujours selon l'enquête de la National Sleep Foundation, 45 % des personnes interrogées se disent prêtes à sacrifier leur sommeil afin de dégager du temps et faire davantage de choses. Outre-Atlantique, le pli semble donc bien pris puisque, déjà, 31 % des adultes qui travaillent plus de soixante heures par semaine se lèvent à 5 heures du matin ! Or, rappelons-le ici : toute diminution du temps de sommeil qui nous est nécessaire (voir test, p. 37-40) se traduit immanquablement par une dette et les signes décrits plus hauts, et devra impérativement être récupérée : 80 % des individus qui dorment moins de six heures par nuit éprouvent une somnolence pendant la journée.

PIQUER DU NEZ L'APRÈS-MIDI, QUOI DE PLUS NATUREL ?

Si malgré votre salade et votre bouteille d'eau minérale du déjeuner, vous sentez une douce torpeur vous envahir en début d'après-midi, ne laissez personne vous reprocher d'avoir trop bu ou trop mangé, car cette somnolence est tout à fait physiologique. Les chercheurs ont en effet démontré qu'un rythme circadien pilotait notre envie de dormir qui, du coup, passait par deux pics : l'un au beau milieu de la nuit, entre 2 et 6 heures du matin, l'autre moins prononcé… au beau milieu de l'après-midi, entre 14 et 18 heures ! Bien entendu, un manque de sommeil ou un repas trop copieux ou trop arrosé ne va qu'augmenter cette tendance naturelle qui, autrement, passerait inaperçue dans le feu de l'action.

Après les Friday Wear et autres Casual Day, déjà institutionnalisés dans bon nombre d'entreprises de l'Hexagone, allons-nous voir débarquer des États-Unis un Nap Day, autrement dit un jour où il serait permis, voire recommandé, de prolonger la pause déjeuner par une sieste réparatrice ? La question peut paraître saugrenue ; seulement voilà, les Américains y pensent sérieusement. Outre-Atlantique, les lobbies de la sieste sont en train de s'organiser... Pour répondre à la demande, des entreprises mettent à disposition de leurs employés des salons équipés pour s'offrir... un petit roupillon... mais avec la bénédiction du patron !

La première cause du « mal-dormir », et la plus commune, semble donc bien être l'insuffisance chronique de sommeil. Mais la quantité totale de sommeil n'est pas le seul facteur ; de sa qualité dépend aussi la propension ou non à somnoler pendant la journée. À côté de ceux pour qui le réveil sonne toujours trop tôt parce qu'ils se couchent trop tard, il y a l'énorme bataillon de tous ceux qui aimeraient bien dormir leur soûl et qui, malgré leurs efforts répétés, n'y parviennent pas. Selon diverses enquêtes, on estime que l'insomnie affecte 20 à 30 % de la population des pays industrialisés. Par insomnie, on entend incapacité à initier ou à maintenir son sommeil. Il y a ceux qui vont se coucher et qui restent des heures durant dans l'attente d'un endormissement qui finalement ne se produira que quelques heures avant la sonnerie du réveil. Et puis il y a les autres, tout heureux de rejoindre leur lit après une journée passée à lutter contre l'envie de dormir, et qui s'endorment rapidement, mais qui, quelques heures plus tard, se réveillent prématurément et n'ont alors plus qu'à broyer du noir en contemplant le défilement des chiffres de leur réveil jusqu'au petit matin.

• Les pièges de l'insomnie

Un Français sur six est concerné par l'insomnie transitoire. N'importe quel bon dormeur peut être victime un jour ou l'autre d'insomnies qui durent de quelques jours à quelques semaines, et dont l'origine peut être attribuée à une cause bien identifiable. Elles sont dues, la plupart du temps, à un changement du cadre de vie, à une mauvaise hygiène du sommeil ou à un stress psychologique. Pour banale qu'elle soit, ce type d'insomnie passagère ne doit pas être négligé pour autant et rien ne pourrait être plus délétère qu'un traitement inapproprié. Le recours aux somnifères peut, certes, rendre service pour aider à passer un moment difficile, à condition d'éviter l'automédication. Ce traitement doit être suivi médicalement et obéir à des règles strictes qui éviteront que n'apparaissent des phénomènes de dépendance qui deviendraient, eux, un vrai problème de santé (voir chapitre 8) en transformant un trouble passager en une maladie chronique.

INSOMNIE ET ALCOOL, LE COUPLE INFERNAL

L'alcool et le sommeil ne sont pas faits pour s'entendre. Certes, il vous est arrivé de piquer du nez et même de ne pas pouvoir résister à l'envie de pousser une petite ronflette après un repas dominical particulièrement bien arrosé, mais cela ne veut pas dire pour autant que l'alcool est propice au sommeil. C'est même le contraire ! En effet, si l'excès de boissons alcoolisées facilite l'endormissement, il perturbe aussi le sommeil paradoxal et bouleverse l'architecture générale du sommeil en le fragmentant par de multiples éveils inopinés. Résultat : on s'endort comme une masse, mais on passe une nuit de chien !

Pourtant, près de 30 % des insomniaques chroniques avouent consommer de l'alcool pour essayer de mieux dormir. Des enquêtes ont révélé que l'insomnie chronique était un facteur d'intoxication éthylique. On trouve en effet deux fois plus d'alcooliques chroniques chez les insomniaques que chez ceux qui bénéficient d'un bon sommeil. Les statistiques sont impitoyables : si vous êtes insomniaque, votre risque de sombrer dans l'alcoolisme est 2,4 fois plus important que celui d'un bon dormeur. Une bonne raison supplémentaire pour prendre le problème à bras-le-corps et vous faire soigner par un spécialiste !

Ces insomnies occasionnelles représentent un motif très fréquent de consultation. Et il faut bien convenir que par manque de temps ou de formation appropriée des médecins généralistes aux troubles du sommeil — ou bien encore sous la pression du patient —, la plupart de ces consultations se terminent par la simple prescription d'un somnifère sans plus de recommandations. Nous serions en France, d'après les statistiques, les champions du monde de la consommation de ces médicaments, absorbés sans modération pour des troubles anxieux ou du sommeil, au grand dam d'ailleurs des spécialistes et des caisses de la Sécurité sociale ! Car le problème des somnifères, c'est qu'ils ne règlent rien. Ils sont certes efficaces et vous permettent de dormir « à volonté », mais ils ne s'attaquent pas à la racine du problème. En outre, la consommation excessive de somnifères est responsable chaque année d'un grand nombre d'accidents du travail et de la route. Car l'insomnie n'est qu'un symptôme. Comme nous l'avons vu, le sommeil dépend d'une multitude de paramètres physiologiques et environnementaux dont la perturbation constitue autant de facteurs d'insomnie. C'est pourquoi, devant un trouble du sommeil, même passager, il faut s'attacher à en découvrir la cause afin de le prendre en charge correctement. Il faut d'abord rassurer et dédramatiser. En effet, l'insomniaque, même occasionnel, a tendance à surestimer l'importance de son problème. Chez certains patients, il peut exister des troubles de la perception du sommeil, qui font qu'ils sous-estiment les périodes de sommeil lent léger et les considèrent comme des périodes d'éveil. En outre, à la difficulté de trouver le sommeil s'ajoute l'anxiété quant à son état de forme du lendemain. La peur de ne pas pouvoir s'endormir est elle-même génératrice d'insomnie, et le mauvais dormeur peut très facilement entrer dans un cercle vicieux qui va transformer son problème passager en une maladie chronique. Comme nous le verrons, une bonne hygiène de vie, le respect de règles simples et, pourquoi pas, le recours à des médecines douces peuvent permettre de faire disparaître une insomnie passagère et d'éviter un traitement prolongé par les somnifères.

À côté des insomnies occasionnelles pouvant concerner chacun d'entre nous, les insomnies chroniques, qui durent plusieurs mois, voire plusieurs années, représentent un problème beaucoup plus difficile à gérer. Elles méritent une prise en charge spécialisée, et ce d'autant que, bien souvent, l'insomniaque au long cours a épuisé les moyens conventionnels dont il pouvait disposer pour tenter d'améliorer sa situation et que, pour lui, les somnifères sont devenus inefficaces. Ces insomnies qui durent sont le plus souvent imputables à des problèmes médicaux, psychiques ou psychiatriques importants, et ne constituent finalement que la partie visible d'un iceberg dont la partie immergée reste à découvrir. Les troubles anxiodépressifs sont parmi les causes les plus fréquentes d'insomnie chronique. Près de 70 % des patients dépressifs se plaignent d'insomnie, tandis que 47 % des insomniaques sévères souffrent de dépression grave, alors que ce problème n'est retrouvé que chez 11 % seulement des personnes ayant un sommeil normal. En outre, les personnes qui souffrent d'insomnie sont 40 fois plus exposées au risque de développer une dépression que les sujets qui ne le sont pas. Un lien réciproque de cause à effet existe donc entre dépression et insomnie. En dehors de la dépression, de nombreuses maladies neuropsychiatriques sont cause d'insomnie : maladie d'Alzheimer, troubles bipolaires (psychose maniacodépressive), schizophrénie, maladie de Parkinson. Parmi les causes physiques, les douleurs chroniques sont une autre source fréquente, et souvent ignorée, d'insomnie au long cours. Tout comme l'alcoolisme chronique, qui entraîne une désorganisation importante de l'architecture du sommeil.

• Problème de tempo

À côté de la réduction du temps consacré à dormir ou des insomnies, qu'elles soient transitoires ou chroniques, les troubles du rythme veille-sommeil sont une autre cause majeure de mauvais sommeil. Comme nous l'avons appris, notre sommeil dépend de rythmes biologiques internes et de ce que nous appelons des « synchroniseurs externes », tels que la lumière du jour, nos activités sociales ou professionnelles. Dans la vie normale, nous vivons et nous travaillons le jour, au moment où notre performance est naturellement la meilleure, et nous dormons la nuit, dans les moments de moindre performance. Or, dans un certain nombre de cas, nos rythmes internes vont se retrouver en conflit avec les synchroniseurs externes, ce qui va aboutir à des troubles du sommeil, ou du moins à une diminution de sa qualité, et entraîner les conséquences décrites au début de ce chapitre.

Travail à contretemps

Parmi les personnes dont le sommeil souffre de ce conflit entre rythmes internes et synchroniseurs externes, il y a tous ceux qui travaillent « au mauvais moment » : mauvais si l'on considère leur physiologie, c'est-à-dire ceux qui travaillent quand ils devraient dormir. Qu'il s'agisse du travail de nuit ou de celui dont les horaires sont irréguliers, ce que l'on appelle le travail « posté » concerne 20 % des travailleurs dans la Communauté européenne, soit huit millions d'hommes et un million de femmes, chiffres que l'on retrouve dans l'ensemble des pays industrialisés. Il est intéressant de souligner que les emplois concernés par les horaires de nuit ou les horaires tournants exigent aussi une vigilance impeccable. Or ceux qui occupent un emploi posté sont justement ceux qui souffrent le plus d'un mauvais sommeil (voir ci-contre). En effet, les travailleurs de la nuit se retrouvent au cœur d'un conflit, non seulement physiologique mais aussi social. Ils sont contraints de dormir à un moment particulièrement inadéquat de leur cycle physiologique. Qu'il s'agisse de la température du corps, de la sécrétion de certaines hormones, de l'appétit, de la capacité à se concentrer : leur organisme entier les pousse à s'activer, alors que pour eux il est l'heure d'aller au dodo ! En outre, le sommeil de jour est beaucoup moins réparateur que le sommeil de nuit, puisqu'il se situe dans un environnement nettement moins favorable, associant chaleur, luminosité et bruit. Le sommeil de jour est donc toujours plus court et moins bien organisé que le sommeil de nuit. Pas étonnant alors que s'installe rapidement une dette de sommeil, avec son cortège de conséquences. Ces troubles sont encore plus importants chez ceux qui sont soumis à des horaires tournants, puisque l'heure de leur sommeil varie constamment, rendant l'adaptation de l'organisme encore plus difficile.

Travail de nuit... gravement au sommeil !

Selon une enquête réalisée en 1994 à l'échelle d'un département (le Tarn), la comparaison entre la population générale et les travailleurs postés révèle des différences notables en terme de qualité de sommeil (voir tableau ci-dessous).

	Population générale	Travail posté
Sommeil insuffisant	24,8 %	32,2 %
Mauvais sommeil	21 %	28 %
Somnolence en général	25,4 %	35,4 %
Somnolence très importante	2,6 %	4,1 %

(source : Dr Eric Mullens - site Web www.svs81.org)

Une autre enquête, réalisée par le laboratoire de chronobiologie de l'université de Montréal, a été menée auprès de 426 infirmières. Elle montre que celles qui ont travaillé de nuit pendant plus de quatre ans, à raison de cinq nuits par mois, sont celles qui souffrent le plus de problèmes d'insomnie, même après qu'elles ont cessé de travailler la nuit. En outre, les infirmières de nuit ont vu l'architecture de leur sommeil se modifier : celles qui déclarent éprouver des difficultés à dormir souffrent d'un sommeil morcelé, ponctué de nombreux réveils, et ont en proportion moins de sommeil lent profond, autrement dit leur sommeil ressemble à celui des personnes âgées. Pour Marie Dumont, qui a conduit cette étude, le travail de nuit provoquerait donc à long terme un véritable vieillissement prématuré du sommeil.

Une autre enquête, française cette fois, a été réalisée chez des internes des hôpitaux de Paris ayant un rythme de gardes élevé (gynécologie-obstétrique et chirurgie). Les perturbations du sommeil sont importantes au cours des nuits de travail puisque 45 % déclarent souffrir de difficultés d'endormissement, 90 % de réveils inopinés non liés à la garde avec des difficultés pour se rendormir, 50 % d'un réveil trop précoce. 80 % de ces médecins avouent avoir un sommeil de mauvaise qualité et 95 % en ressentent les conséquences le lendemain : 85 % déclarent éprouver une somnolence prononcée, 55 % souffrir de troubles intellectuels, 70 % souffrir de troubles de l'humeur, 70 % d'une baisse d'efficacité au travail.

L'ensemble de ces travaux semble indiquer que le travail de nuit augmente aussi la fréquence d'un certain nombre de problèmes de santé : troubles digestifs, maladies cardio-vasculaires et, chez les femmes, cycles menstruels irréguliers, avortements spontanés et accouchements prématurés. En outre, le travail de nuit et la dette chronique de sommeil qu'il entraîne sont une source d'accidents du travail par manque de vigilance ou d'accidents de la route, en particulier lors du trajet travail-domicile, en fin de nuit ou au petit matin. 60 % des internes interrogés dans cette enquête menée à Paris déclarent avoir eu ou failli avoir un accident de voiture le lendemain d'une nuit de garde et 42 % avouent... une erreur professionnelle !
Les travailleurs de nuit sont aussi plus enclins à une mauvaise hygiène de vie, qu'il s'agisse du tabagisme, de la consommation excessive d'alcool, de la prise alternée d'excitants et de somnifères, de la sédentarité et d'une mauvaise alimentation.

• Dormir à contretemps

La tolérance au travail de nuit varie en fonction des individus et de leur adaptabilité physiologique et psychologique. Néanmoins, l'adoption des quelques mesures simples qui suivent permettra d'améliorer la vie de tous ceux qui sont contraints de travailler et de dormir à contretemps. Rien ne peut remplacer le sommeil. La priorité est donc d'arriver à en obtenir un qui soit d'une durée et d'une qualité satisfaisantes.

Conseil

- **Préparez-vous physiquement et psychologiquement à dormir.** Évitez la caféine dans les cinq heures qui précèdent l'heure de votre coucher. Après votre travail, sur le trajet vers votre domicile, portez des lunettes noires pour éviter, à la lumière vive du matin, de trop stimuler votre organisme. De la même manière, obscurcissez les pièces que vous fréquenterez en arrivant chez vous, comme la salle de bains, éventuellement la cuisine, et, bien sûr, votre chambre. Astreignez-vous à suivre systématiquement quelques rituels de coucher (douche, repas léger, coucher à heure fixe...). Évitez de vous livrer à une activité exigeant de la concentration avant d'aller au lit (remettez à plus tard la tenue de votre compte bancaire ou la lecture du dernier essai sur la dette des pays en voie de développement !). Même si c'est difficile, exigez de vos proches qu'ils respectent votre « mise en veilleuse », en leur demandant d'éviter de vous harceler avec la réparation de la machine à laver qui a rendu l'âme la veille au soir, le toilettage du toutou ou le choix cornélien entre cours de hip-hop ou leçons de bridge comme activité du mercredi pour le petit dernier... Et... couchez-vous le plus rapidement possible une fois arrivé à la maison.

- **Prenez soin de votre environnement** en veillant à contrôler parfaitement deux paramètres essentiels : la lumière et le bruit. Votre chambre doit être parfaitement obscure, les volets fermés, les doubles rideaux tirés. Éventuellement, portez en plus un masque de repos comme ceux que l'on distribue aujourd'hui dans les avions et qui sont maintenant disponibles dans le commerce. Vous devez être intransigeant avec le bruit. Débranchez le téléphone pendant votre temps de sommeil, éventuellement la sonnette de l'entrée ; demandez à vos proches d'éviter les activités bruyantes pendant que vous dormez, qu'il s'agisse de la sculpture sur métal ou la tonte du gazon. Pour plus de sûreté, adoptez le port de bouchons antibruit, ceux en mousse que l'on peut désormais acheter en pharmacie sont particulièrement confortables. Autre astuce utile : on peut diminuer les bruits indésirables en les couvrant par un bruit régulier qui n'empêche pas le sommeil et qui peut même bercer, comme le ronronnement d'un ventilateur par exemple.
- **Veillez particulièrement à votre hygiène de vie.** Les horaires décalés sont une contrainte importante pour l'organisme ; il est donc inutile d'en rajouter ! Une alimentation équilibrée qui privilégie les fruits et les légumes est un facteur important de bonne santé. Les repas ne doivent pas être trop copieux et aucun ne doit être sauté. Il faut veiller à ne pas abuser des excitants, comme le café, le thé ou... le chocolat noir, qui peuvent entraîner nervosité ou anxiété s'ils sont consommés en excès et perturber la qualité du sommeil. Rappelez-vous aussi que l'alcool est un faux ami : il diminue la vigilance et la concentration tout en détériorant la

qualité du sommeil ; avec lui, on est certain de perdre sur tous les tableaux ! Pratiquez une activité physique ou sportive régulière, ce qui aura une influence bénéfique sur la qualité de votre sommeil tout en vous garantissant une bonne santé physique et psychologique. Une règle à ne pas oublier : pas d'exercice physique intense ou prolongé avant d'aller au lit. Une exception cependant pour l'activité sexuelle pouvant être assimilée à une activité physique — voire sportive dans certains cas — et qui entraîne, grâce au plaisir qu'elle procure, la sécrétion par le cerveau de substances chimiques proches de la morphine qui favorisent le sommeil.

- **La sieste est une bonne façon de prévenir** et de traiter la dette de sommeil liée au travail de nuit ou posté. Elle offre un temps de sommeil complémentaire et correspond à un besoin de repos naturel qui se manifeste chez tous en début d'après-midi. Une sieste d'une vingtaine de minutes suffit à augmenter durablement la vigilance et à améliorer l'humeur ainsi que les performances. Une sensation de malaise caractérise parfois le réveil après une sieste, surtout si elle a été prolongée, mais ces impressions désagréables disparaissent généralement en quelques minutes, alors que les bénéfices sur la vigilance subsistent plusieurs heures.
- **Le recours aux somnifères doit être exceptionnel,** temporaire afin de faciliter un changement de rythme de travail par exemple, et toujours sous contrôle médical.

Dormir… en voyageant !

La Terre étant ronde et le Soleil jamais au même moment à deux endroits différents, l'homme moderne a inventé les fuseaux horaires. Quelle que soit notre position sur terre, les endroits à l'est du point où l'on se situe voient le soleil se lever plus tôt, leur heure est donc en avance sur la nôtre. À l'inverse, les points situés à l'ouest sont en retard sur nous. C'est en 1800 que fut adopté un temps de référence, appelé Greenwich Meridian Time (GMT), ou temps universel (TU). Ce temps fut défini grâce à des mesures astronomiques de l'heure solaire à l'observatoire de Greenwich, en Grande-Bretagne. Bien entendu, pour universel qu'il fût, ce temps ne correspondait qu'à une zone géographique limitée et l'on décida alors en 1884 de diviser la surface du globe terrestre en 24 zones adjacentes et perpendiculaires à l'équateur, délimitées chacune par deux méridiens. L'heure de Greenwich servit de référence, la zone immédiatement située à l'est se voyant attribuer une heure de plus (GMT + 1 : 00), celle située à l'ouest, une heure de moins (GMT – 1 : 00), et ainsi de suite pour les autres zones. Par convention, tous les points situés à l'intérieur d'une zone horaire se voient attribuer la même heure. Située au beau milieu du Pacifique, la zone diamétralement opposée à celle de Greenwich est définie comme zone de changement de date. Quand il est midi à Greenwich, il est minuit dans cette zone. À l'ouest, on est le jour suivant, tandis qu'à l'est on se situe le jour précédent.

Fuseaux horaires

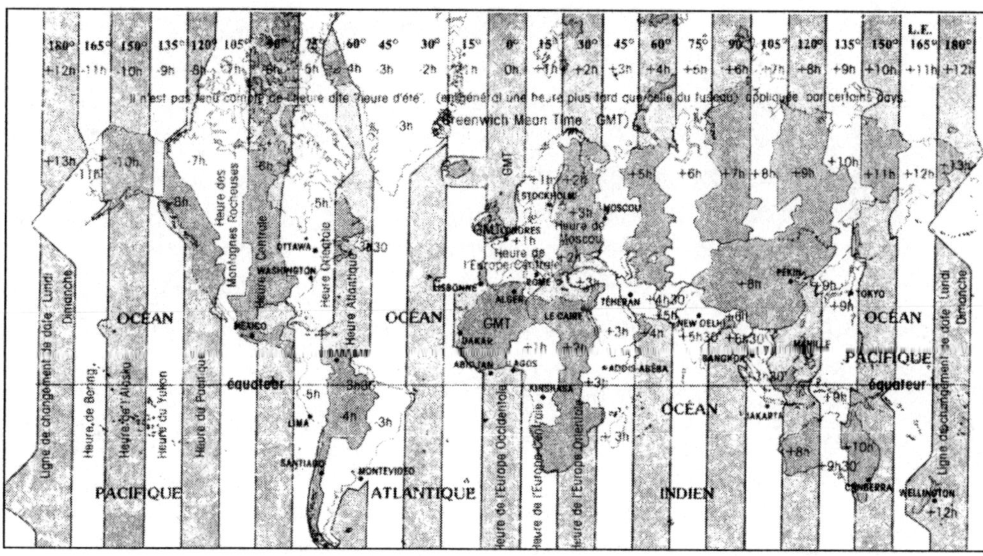

Tout cela n'avait pas grande importance sur la vie des gens jusqu'à l'invention des avions capables de nous transporter d'un continent à l'autre. Avant cette époque, la progression lente des bateaux ou des trains permettait aux voyageurs de s'adapter sans brutalité au changement d'heure. Tout a changé avec les voyages aériens modernes, qui nous font traverser à grande vitesse les fuseaux horaires. Dès lors, le voyageur transcontinental est soumis, pour ainsi dire instantanément, à une modification des synchroniseurs externes qui entrent alors en conflit avec ses propres rythmes biologiques internes. Le franchissement rapide de fuseaux horaires produit donc un ensemble de perturbations physiques et psychiques, baptisé *jet lag* par les Anglo-Saxons, concernant un nombre croissant d'individus du fait du développement des voyages aériens. Ainsi, l'accroissement intensif des relations commerciales internationales impose à de nombreux cadres d'entreprise des voyages transcontinentaux fréquents. Et si la gestion du décalage horaire affecte peu le touriste qui peut prendre son temps pour récupérer, il n'en est pas de même pour le voyageur d'affaires qui doit être opérationnel dès le pied posé en terre étrangère ! Chacun a son idée sur la bonne manière de gérer le décalage horaire. Les vieux briscards ont leurs recettes, mélange d'expérience acquise sur le terrain et d'empirisme parfois folklorique. Les novices s'en remettent à leur capacité d'adaptation, c'est-à-dire souvent à l'improvisation la plus totale, sans cesser pour autant de se poser entre eux la sempiternelle question : « Alors là, quelle heure est-il en ce moment en France ? », les plus malins s'équipant d'une montre à chaque poignet pour n'être jamais pris au dépourvu !

Les manifestations du *jet lag* dépendent du nombre de fuseaux horaires traversés. Ses effets commencent à se faire sentir pour des voyages atteignant le franchissement de quatre à cinq fuseaux horaires et pour un séjour dont la durée dépasse quatre à cinq jours. La direction du voyage intervient également, les symptômes étant plus évidents et plus difficiles à supporter pour les voyages vers l'est, dont le décalage horaire est beaucoup moins physiologique (cf. p. 60). Enfin, il existe des variations individuelles, qui rendent le décalage horaire plus ou moins difficile à supporter pour chacun. Le fait d'être un petit dormeur, de bien endurer en général la privation de sommeil, d'être jeune ou habitué aux voyages transcontinentaux, avoir une bonne souplesse psychologique, sont autant d'éléments qui peuvent permettre de rendre les effets du décalage horaire moins pénibles. En fonction de sa propre sensibilité, chacun pourra donc souffrir plus ou moins de troubles du sommeil, comme des réveils précoces (voyages vers l'ouest), des difficultés d'endormissement (voyage vers l'est) et des réveils nocturnes multiples, d'une somnolence diurne, d'une diminution des performances intellectuelles et de troubles de la concentration, voire de manifestations anxiodépressives. À tous ces troubles viennent bien sûr s'ajouter les effets d'un voyage prolongé, de plus en plus souvent éprouvant, physiquement et psychologiquement. Tous ces symptômes finissent par disparaître en quelques jours lorsque l'horloge biologique interne, qui commande notre sommeil et la sécrétion de nombreuses hormones, s'est mise à l'heure du pays. En l'absence de remède « miracle » qui permettrait de s'affranchir totalement du *jet lag*, toute l'astuce pour le voyageur consiste donc à accélérer ce processus de resynchronisation en adoptant des mesures qui facilitent l'adaptation au nouveau rythme de vie (voir ci-dessous).

Conseil

LE DÉCALAGE HORAIRE EN PRATIQUE... ET PAR EXPÉRIENCE !

Avant et pendant le voyage :

- Dans les deux ou trois jours qui précèdent le voyage, on peut envisager une présynchronisation avec l'heure du pays de destination, en modifiant ses horaires afin de se rapprocher partiellement de ce qu'ils seront une fois arrivé. Un décalage d'une heure par jour et par fuseau horaire à traverser peut être envisagé pour faciliter son adaptation. Simple en théorie, mais difficile à mettre en œuvre, surtout pour les décalages importants.
- Veillez à partir reposé, en ayant dormi suffisamment dans la semaine qui précède le départ. Toute dette de sommeil viendra ajouter ses effets néfastes à ceux du décalage horaire.
- Une fois dans l'avion, mettez-vous immédiatement à vivre au rythme de votre pays d'arrivée. Dès que vous êtes calé (ou coincé) dans votre fauteuil, réglez votre montre sur l'heure de destination et... n'y revenez plus jusqu'au retour !
- Contrairement aux apparences, les voyages en avion sont passablement éprouvants pour l'organisme, en raison notamment de l'atmosphère qui règne dans la cabine. La pressurisation est en général réglée pour obtenir une pression atmosphérique équivalente à celle de la haute montagne et l'air de la cabine est particulièrement sec, entraînant une déshydratation rapide et importante. Il faut donc se forcer à boire abondamment pendant

le vol, proscrire l'alcool, qui augmente encore davantage les contraintes auxquelles l'organisme est soumis, s'astreindre à des exercices physiques réguliers pour faciliter la circulation du sang dans les jambes (quelques pas dans l'avion, si cela est possible, et contractions statiques des muscles ; certaines compagnies aériennes proposent d'ailleurs en vidéo des programmes à suivre pendant le vol). Moyennant cela, vous arriverez dans la meilleure forme physique possible et vous récupérerez rapidement de la fatigue du voyage.

Cas particulier du voyage vers l'ouest

Le temps propre du voyageur est en avance par rapport au temps ambiant. La première journée de voyage est très longue. À l'heure où votre être tout entier n'aspire qu'à une chose : dormir, vous n'en êtes encore qu'à la mi-journée... et il faudra tenir jusqu'au soir ! Essayez si possible de choisir un vol qui arrive le plus tard possible, selon l'heure locale. Si vous arrivez tôt, vous pouvez vous offrir le luxe d'une sieste qui contribuera à effacer les fatigues du voyage. Quand enfin, le soir venu, vous vous glissez dans vos draps, sachez que la première partie de votre sommeil correspond à peu près à la seconde moitié de la nuit selon votre horloge interne. Vous vous couchez donc écrasé de sommeil et vous vous réveillez spontanément, persuadé que le coq a déjà chanté depuis longtemps... mais pour constater avec effroi, en regardant les chiffres rouges qui brillent sur votre table de nuit, qu'il n'est que 1 ou 2 heures du matin ! Lors d'un voyage vers l'ouest, c'est finalement l'après-midi et le soir que vous êtes le moins en forme. Les troubles s'estompent d'eux-mêmes en quatre à cinq jours. Pour vous aider à vous recaler rapidement, exposez-vous le plus souvent et le plus longtemps possible à la lumière du jour, de préférence l'après-midi, absorbez éventuellement en vous couchant, pendant les quelques nuits difficiles qui suivent votre arrivée, un somnifère que votre médecin vous aura prescrit pour cette occasion exceptionnelle. N'oubliez pas de pratiquer une activité physique pendant la journée.

Cas particulier du voyage vers l'est

Vous allez être confronté à une accélération du temps ! La vitesse de l'avion associée à la rotation de la Terre va réduire à son minimum votre nuit de sommeil. À peine endormi, vous devrez vous forcer à vous réveiller, car la journée sera déjà largement entamée une fois

l'avion posé. Parti en début d'après-midi, vous verrez la nuit tomber très rapidement par le hublot... et le jour se lever tout aussi rapidement. Si vous voulez être bon à quelque chose en descendant de l'avion, il n'y a qu'une chose à faire : dormir absolument pendant la majeure partie du vol. Là, il ne faut pas lésiner et s'équiper : masque de repos, bouchons d'oreille, petit écriteau *Do not disturb* destiné à faire comprendre à l'hôtesse qu'il est inutile qu'elle vous réveille pour vous proposer apéritif, repas, écouteurs, vente hors taxe... Car les nuits dans l'avion sont souvent assez agitées et bruyantes, d'autant qu'il vous faudra résister aux multiples canaux vidéo qui vous offrent les cinq derniers films que vous n'avez pas eu le temps de voir au cinéma ! Pour rester en forme, il faudra donc avant tout rester ferme : les habitués ont coutume de fermer toutes les écoutilles après avoir absorbé un somnifère, avant même que l'avion ne décolle.
Si malgré tout vous avez cédé aux sirènes de l'aviation commerciale, vous en êtes à votre troisième digestif et votre organisme vous rappelle qu'il est l'heure de faire un bon gros somme.
Malheureusement, le commandant de bord vous annonce, lui, qu'il entame sa descente : il ne vous reste plus alors que trente minutes pour vous assoupir avant l'atterrissage. Et soyez-en sûr, la journée va être très longue et très pénible, d'autant que la dernière chose à faire serait de dormir une fois arrivé à destination. En effet, paradoxalement, plus l'heure de vous coucher approchera et plus vous sentirez votre forme revenir, car au moment d'aller au lit votre horloge biologique vous indiquera qu'il serait temps de se réveiller. Et si vous avez dormi au cours de la journée, vous aurez encore moins envie de le faire, une fois le soir venu. Lors des voyages vers l'est, il est difficile de se coucher et encore plus difficile de se réveiller le matin, c'est-à-dire au beau milieu de la nuit selon votre rythme propre. Là encore, pour franchir le cap du recalage, il convient de s'exposer à la lumière du jour, plutôt le matin, pratiquer une activité physique en milieu de journée, éviter l'alcool et les excitants dans les heures qui précèdent l'heure du coucher, prendre un somnifère d'action rapide.

En cas de voyage très court

Si le séjour à l'étranger ne dépasse pas deux, voire trois jours, il est avantageux de s'efforcer de vivre au rythme du pays d'origine, en tentant de manger et de dormir aux mêmes heures qu'avant son départ.

L'avenir du décalage ?

Deux moyens devraient permettre encore de faciliter la vie des voyageurs dans un avenir proche. Certaines firmes grand public commencent à commercialiser des lampes de photothérapie pour accélérer la resynchronisation de l'horloge biologique. Si l'on peut dès à présent en glisser une dans sa valise entre deux piles de chemises, il est facile d'imaginer qu'à l'avenir les chambres des grands hôtels en soient équipées, au même titre que le sèche-cheveux ou le fer à repasser. Et puis la mélatonine intéresse aussi beaucoup les chercheurs. Elle semble efficace pour lutter contre le décalage horaire. Déjà élevée au rang de produit de consommation courante outre-Atlantique, elle doit être commercialisée en France... où elle est attendue avec impatience. Bien utilisée, l'association photothérapie/mélatonine devrait transformer l'approche du *jet lag*.

• Croire ou ne pas croire à la mélatonine ?

Une revue des principales études réalisées chez l'homme avec la mélatonine tend à prouver que cette substance diminue les symptômes du décalage horaire quand elle est prise au moment du coucher : neuf des dix études passées au crible concluent à son efficacité. Des doses quotidiennes de 0,5 à 5 mg semblent avoir le même effet chez la majorité des individus, à l'exception de quelques patients qui dorment mieux avec des doses de 5 mg. Des doses supérieures ne présentent pas d'intérêt. Le bénéfice de la mélatonine semble d'autant plus grand que le décalage horaire est important ; il est toutefois moins évident en cas de voyage vers l'ouest. L'heure de prise semble jouer sur son efficacité. Si la mélatonine est absorbée trop tôt dans la journée, elle est susceptible d'entraîner une somnolence et de retarder la resynchronisation. Les auteurs anglais de cette revue de la littérature médicale concluent à la remarquable efficacité de ce produit. Il semble par ailleurs dénué d'effets indésirables s'il est pris pendant un laps de temps assez court ; néanmoins, la mélatonine est déconseillée, jusqu'à plus ample informé, chez les patients souffrant d'épilepsie ou traités par une certaine variété d'anticoagulant (la warfarine). Ils rappellent le besoin d'études pharmacologiques et toxicologiques de cette substance et la nécessité d'un contrôle de qualité sur la fabrication de ce produit en vente libre aux États-Unis.

UN VOYAGE À DORMIR DEBOUT

Ayant projeté d'emmener sa famille en Europe pour les vacances, un médecin de Houston, aux États-Unis, a trouvé une méthode radicale pour affronter le décalage horaire, particulièrement pénible à négocier dans le sens ouest/est. Pour prérégler leur horloge biologique à l'heure italienne et profiter ainsi au maximum de leurs vacances, le médecin et sa famille ont tout simplement changé leurs horaires de sommeil trois jours avant de traverser l'Atlantique. Au lit dès la fin de l'après-midi, vers 18 heures, ils ont réglé leur réveil aux toutes premières heures du matin, tout en s'assurant néanmoins huit heures réparatrices de sommeil. Si l'on prend en considération le décalage entre Houston et Rome, ces horaires correspondent en réalité à ceux d'un noctambule italien qui s'offrirait une bonne grasse matinée après une soirée prolongée : une fois le pied posé en Europe, l'adaptation restant à opérer était donc minime. Il est possible d'améliorer encore cette méthode grâce à la photothérapie : on s'expose dès le lever à une lampe spéciale diffusant une lumière forte, proche de celle du jour. Ces lampes de photothérapie étaient, il y a encore peu de temps, réservées à un usage médical mais on trouve à présent dans le commerce des modèles destinés à un usage grand public. La prochaine fois que vous devrez affronter un décalage horaire vers l'est, faites comme ce médecin américain : levez-vous à 3 heures du matin les trois jours qui précèdent votre voyage. Profitez-en pour vous installer devant votre ordinateur et votre lampe de photothérapie. Vous préparerez ainsi tranquillement vos réunions de travail tout en profitant d'un ensoleillement identique à celui d'une plage des Bahamas, l'exotisme en moins... Votre cerveau, lui, ne fera pas la différence, mais à l'arrivée il vous dira merci !

• Les ados : population à haut risque

Les adolescents constituent une population particulièrement exposée à l'insuffisance chronique de sommeil. Un questionnaire de sommeil adressé à des adolescents de 16 à 19 ans a pu montrer que 14 %

d'entre eux avaient des difficultés d'endormissement, 8 % des éveils nocturnes fréquents et 6 % des éveils trop matinaux. Le besoin en sommeil reste élevé au moment de l'adolescence tandis qu'à l'inverse, l'adolescent le néglige. Téléviseurs installés dans la chambre, jeux vidéos et informatiques, Internet... pour lui, les priorités sont ailleurs. À cela viennent s'ajouter les contraintes de la vie scolaire, une hygiène de vie pas toujours exemplaire, voire une pratique sportive excessive ou la consommation d'excitants ou autres substances illicites. Résultat : la privation chronique de sommeil fait des ravages chez les jeunes et les adolescents n'hésitent pas à recourir aux somnifères ; leur consommation est élevée dans cette tranche d'âge précoce. Autre conséquence : les troubles de l'attention et de l'humeur qui peuvent être responsables d'instabilité psychomotrice et d'échec scolaire. Certaines études soulignent que l'insomnie est le facteur permettant de prédire le mieux l'échec scolaire, avant même celui du milieu socioculturel familial. Et puis, chez l'adolescent comme chez l'adulte, la privation chronique de sommeil fait le lit de la dépression, qui touche 8 % des adolescents.

Il s'agit donc là d'un vrai problème auquel les parents d'adolescents doivent être sensibilisés. Ils seront particulièrement vigilants au sommeil des enfants, dont les besoins quotidiens dépassent les dix heures, y compris à l'adolescence. Des enquêtes récentes révèlent que le manque de sommeil touche des enfants de plus en plus jeunes, signe d'un véritable problème d'éducation.

Conseil

AIDEZ VOTRE ADO À DEVENIR UN BON DORMEUR

Voici quelques conseils pour aider votre grande ou votre grand à gérer au mieux son capital santé.

1 ▪ Le sommeil est semblable à un aliment indispensable au bon fonctionnement du cerveau. Un adolescent a besoin d'environ dix heures de sommeil par jour pour être en forme. Dans cette période critique, notamment du point de vue physiologique, tout manque, même minime, aura des conséquences importantes

sur ses performances intellectuelles, notamment la concentration, et sur son équilibre psychologique. Si vous voulez que vos enfants réussissent, commencez par les aider à bien dormir !

2▪ Un sommeil de qualité est un sommeil régulier. Efforcez-vous d'établir et de conserver une régularité des horaires de coucher et de lever... y compris pendant les week-ends et les vacances scolaires. En cas d'entorse au schéma de base, évitez les écarts trop importants (pas plus d'une heure pour le coucher et deux heures pour le lever) et trop fréquents (pas plus de deux jours consécutifs). En cas de somnolence, faites une petite sieste de vingt ou trente minutes en début d'après-midi.

3▪ L'adolescence est le temps où l'on apprend à connaître et comprendre son corps. C'est donc le bon moment pour commencer à faire son éducation au sommeil. Aidez votre ado à reconnaître ses propres symptômes de manque de sommeil. Il doit se lever reposé et alerte. Petit à petit, il apprendra à respecter ses rythmes de sommeil et ses besoins quantitatifs et à « caler » ses activités sur ses phases de forme (en privilégiant les activités demandant de la concentration) ou de somnolence naturelles (l'heure de se bouger et de faire du sport).

4▪ La lumière est le métronome du rythme veille/sommeil. L'adolescent doit s'y exposer le matin et l'éviter le soir.

5▪ Les jeunes sont de grands consommateurs d'excitants. C'est l'âge où l'on découvre le café, la nicotine, l'alcool, sans parler de toutes les boissons à base de cola et de caféine. Toutes ces substances jouent un rôle délétère sur le sommeil. Elles doivent être évitées l'après-midi.

6▪ Un bon sommeil, ça se prépare. L'heure qui précède le coucher devrait être consacrée à une activité relaxante. Ce n'est donc plus le moment de bâcler la révision du prochain contrôle de maths, ni de tuer le plus possible de Trolls sur sa console de jeux !

7▪ Le sommeil dépend de l'environnement. Même si votre ado est plus grand que vous, vous n'en êtes pas moins toujours responsable de sa santé, alors un conseil : ne soyez pas le premier à lui offrir d'installer un téléviseur dans sa chambre, qui dans bien des cas a remplacé les lectures nocturnes sous la couverture à la lumière de la lampe de poche ! Continuez à contrôler son environnement et à veiller à l'extinction des feux à l'heure prévue. N'oubliez pas que les bonnes habitudes prises dès cet âge ont une chance d'être conservées à l'âge adulte. Les mauvaises aussi. (D'après la National Sleep Foundation)

• Dormir quand on n'a plus vingt ans

Il en va du sommeil comme d'autres fonctions qui nous sont particulièrement chères : qu'on le veuille ou non, il se modifie avec l'âge. Petit à petit, celui ou celle qui jadis dormait comme un bébé quelles que soient les circonstances, se retrouve en proie à un sommeil précaire, réveillé pour un oui ou pour un non et somnolant dans la journée. Avec l'âge, ce n'est pas que l'on dorme moins comme on le croit souvent, mais c'est l'architecture du sommeil qui se trouve modifiée. Généralement, le sujet âgé s'endort convenablement, et même parfois de plus en plus tôt, mais son sommeil est moins profond qu'auparavant. Entre les cycles de sommeil, les périodes de réveil nocturnes deviennent plus longues. Elles peuvent atteindre une dizaine de minutes alors que, chez un sujet jeune, elles sont en général inférieures à une minute. Les périodes de sommeil paradoxal sont elles-mêmes beaucoup plus morcelées par des périodes d'éveil ou de sommeil léger. Chez un jeune, la totalité des périodes d'éveil au cours d'une nuit ne dépasse pas une vingtaine de minutes. Elle peut atteindre deux heures chez une personne âgée. Tout cela finit par se payer et augmente la sensation de somnolence pendant la journée.

Mais une publication récente émanant de la très réputée Université de Stanford, en Californie, vient remettre en question la responsabilité de l'âge dans ces modifications de la qualité du sommeil chez nos anciens. Pour l'équipe du professeur Christian Guilleminault, le célèbre spécialiste du sommeil d'origine française, les troubles constatés chez les personnes âgées pourraient être imputables à l'inactivité, à l'ennui, à l'isolement social qui sont malheureusement caractéristiques de la vie au troisième âge. Les maladies physiques et psychiatriques qui affectent les personnes âgées sont elles aussi un facteur important de mauvais sommeil. L'étude de Stanford met en lumière que les personnes âgées qui demeurent actives physiquement et intellectuellement, qui restent intégrées socialement

et qui ne souffrent d'aucune maladie, n'ont pas un sommeil plus perturbé que les plus jeunes.
Mal dormir n'est donc pas une fatalité quand on vieillit. Il faut néanmoins veiller particulièrement à l'hygiène du sommeil. En demeurant actif pendant la journée, ce qui reste une bonne façon de combattre la somnolence et permet de résister à l'appel de la sieste qui contribue un peu plus à morceler le sommeil et à le désorganiser ; en adoptant, ensuite, une heure de coucher plus tardive pour éviter de se retrouver éveillé en plein milieu de la nuit, en s'obligeant, enfin, à se lever à heure fixe, même si la nuit a été courte. Alors, un conseil : évitez de jeter à la poubelle votre réveil-matin le jour de votre départ en retraite !

• Vous, les femmes...

À en croire diverses enquêtes, les femmes souffriraient plus volontiers d'insomnie que les hommes. Cette réalité ne surprend pas les spécialistes du sommeil, qui voient à cela plusieurs causes propres à la condition féminine. En premier lieu, les cycles menstruels de la femme influencent tout son être, sur le plan psychologique comme sur le plan physique, et le sommeil n'y échappe pas. Celui-ci tend à être davantage perturbé pendant les règles, en seconde partie de cycle, quand les taux de progestérone s'effondrent, et chez les femmes qui souffrent de syndrome prémenstruel, associant migraines, irritabilité, ballonnements et douleurs abdominales. En cas de grossesse, certaines femmes passent leurs trois premiers mois à dormir. Ce phénomène est dû à l'augmentation considérable des taux de progestérone qui accompagnent les premiers stades du développement de l'embryon ; il s'estompe au cours du deuxième trimestre. En fin de grossesse, la qualité du sommeil pâtit du développement du fœtus. La sensation d'inconfort est à son comble et la nuit n'arrange rien : obligation de dormir dans une position imposée par le volume abdominal, brûlures d'estomac, crampes dans les jambes, envies fréquentes d'aller aux toilettes ; tout cela explique qu'à l'approche du terme de leur grossesse, plus de neuf femmes sur dix se plaignent de très mal dormir. Il faut prendre son mal en patience et s'octroyer des siestes généreuses qui seront profitables tant à la mère qu'à l'enfant qu'elle porte, même s'il ne faut pas oublier qu'après l'accouchement le sommeil risque aussi d'être perturbé, mais pour d'autres raisons !

À la ménopause, les choses ne s'arrangent pas non plus. La diminution des sécrétions hormonales ovariennes, en particulier la chute des taux d'œstrogènes, est responsable d'un cortège de manifestations désagréables pour la femme. Les bouffées de chaleur, phénomène bien connu, ne sont qu'un signe des bouleversements physiologiques qui se produisent et qui viennent perturber l'ensemble de l'organisme, et notamment les mécanismes du sommeil. Les traitements hormonaux substitutifs de la ménopause contribuent à préserver la qualité du sommeil en supprimant les effets de la privation hormonale.

À toutes ces raisons physiologiques viennent s'en ajouter d'autres. Les femmes d'aujourd'hui sont souvent contraintes à courir plusieurs lièvres à la fois : occuper un emploi, élever des enfants — parfois seules —, assurer la coordination logistique du foyer. Autant de bonnes raisons de stresser et d'être préoccupées... jusqu'au plus profond de leurs nuits !

• Le coût du mal dormir

En 1990, La Commission nationale américaine de la recherche sur les troubles du sommeil estimait leur coût direct à 15,9 milliards de dollars et à 60 milliards de dollars leur coût indirect. Aujourd'hui le coût annuel total de l'insomnie se situe entre 92,5 et 107,5 milliards de dollars. À quoi ces chiffres se rapportent-ils ? Aux consultations médicales, aux hospitalisations et aux prescriptions médicamenteuses destinées à traiter les troubles du sommeil, à la prise en charge des pathologies dont ils sont responsables, aux accidents de la circulation et du travail imputables au manque de sommeil et à l'absentéisme. Diverses études rapportent que les mauvais dormeurs demandent plus de consultations médicales que les personnes qui n'ont pas de problème de sommeil (de 11 à 13 consultations par an contre 5), et que les insomniaques chroniques sont deux fois plus souvent hospitalisés que les autres, quelle qu'en soit la raison. D'autres enquêtes soulignent la vulnérabilité des mauvais dormeurs aux accidents. Entre 30 et 57 % des accidents de la route seraient dus à la fatigue et à l'endormissement au volant, le risque d'accident de voiture étant deux à trois plus élevé chez les mauvais dormeurs que dans la population générale. Dans le domaine professionnel, la situation des insomniaques n'est guère plus brillante. L'absentéisme des mauvais dormeurs est trois fois plus élevé, tandis que leur efficacité au travail serait deux fois moins importante que celle des employés qui dorment correctement.

Conseil

DORMIR OU CONDUIRE, IL FAUT CHOISIR !

Il n'y a pas que la vitesse excessive ou l'alcool au volant qui soient des facteurs majeurs d'accidents de la route. Le manque de sommeil et l'endormissement au volant réclament eux aussi chaque année leur quota de victimes. On estime en France que 20 % environ des accidents sur route et 25 % des accidents sur autoroute sont imputables à la fatigue, c'est-à-dire à la baisse de la vigilance, voire à l'endormissement au volant. Conduire peut s'apparenter à une sorte de roulette russe pour certains patients qui souffrent de pathologies du sommeil non diagnostiquées et non traitées. Mais certains comportements irresponsables peuvent être le fait de chacun, comme le fait par exemple de prendre le volant pour un long trajet de nuit après une journée de travail. Pour rouler sûr, il faut partir sans dette de sommeil. Tout prouve en effet qu'en essayant de chasser l'envie de dormir, elle reviendra au galop pour vous surprendre au moment où vous ne l'attendez pas. Pour ne pas venir grossir les statistiques, suivez ces quelques conseils :

- Partez reposé. Si vous devez rouler de nuit, dormez avant, dans l'après-midi ou en début de soirée. Une règle : jamais de nuit blanche au volant après une journée normale, cela relève du suicide… voire de l'homicide.
- La prise d'excitants à base de caféine avant le départ n'est pas la meilleure des solutions. Ils peuvent avoir un effet trompeur en estompant le besoin de dormir, sans pour autant améliorer la vigilance et les réflexes entamés par l'excès de fatigue et pourtant essentiels au volant.

- Buvez fréquemment tout au long du trajet. La déshydratation accentue la sensation de fatigue.
- Ne restez pas à jeun. Prévoyez de quoi grignoter, l'hypoglycémie est source de somnolence.
- Arrêtez-vous fréquemment. La Sécurité Routière préconise des pauses toutes les deux heures. Profitez-en pour refaire le plein d'oxygène et détendre vos muscles. Au besoin assoupissez-vous une quinzaine de minutes.
- Si la sensation de fatigue apparaît, inutile de mettre l'autoradio à fond ou de rouler toutes vitres ouvertes. Le bruit et le vent, en dépit d'un effet positif immédiat, ne vont qu'accentuer votre fatigue. Il ne vous reste qu'une chose à faire le plus rapidement possible : vous arrêter. Persévérer ne servirait de rien, vous n'êtes pas de taille à lutter contre le sommeil quand il veut vraiment s'imposer, vous risqueriez alors de vous endormir bel et bien, mais cette fois pour très longtemps ! Passez le volant à quelqu'un d'autre ou offrez-vous un temps de sommeil qui vous permettra de repartir frais et dispos. Vous arriverez certainement en retard sur votre horaire prévisionnel, mais au moins vous arriverez.
- Sachez enfin que les Pouvoirs Publics prennent tout cela très au sérieux et qu'un arrêté du 7 mai 1997 engage la responsabilité pénale et civile d'un conducteur qui serait responsable d'un accident suite à un endormissement, tout en sachant qu'il était susceptible de s'endormir involontairement du fait d'une pathologie de l'éveil ou du sommeil (voir Annexes).

• La somnolence n'est pas une fatalité !

Répétons-le : avoir du mal à résister à l'envie de dormir pendant la journée n'est pas normal. C'est un signal lancé par votre organisme pour vous rappeler un besoin inassouvi dont on ne mesure souvent pas assez les conséquences. Que les lecteurs de cet ouvrage qui se sentent concernés par ce problème se rassurent, il ne s'agit pas d'une fatalité qu'il faudrait accepter sans réagir. À défaut de pouvoir encore parler de maîtrise totale, aujourd'hui plus que jamais il est possible d'offrir des solutions à tous ceux qui souffrent de mal dormir.

Les mécanismes du sommeil et les facteurs susceptibles de le perturber sont de mieux en mieux appréhendés. De nombreuses études scientifiques sont consacrées aux pathologies du sommeil et à leur traitement, et un peu partout en France se développent des centres médicaux spécialisés dans la prise en charge de ces pathologies.

Mais avant de recourir au spécialiste, vous pouvez déjà commencer par adopter quelques mesures simples qui vous permettront de prendre soin de votre sommeil et de préserver votre capital santé. À la lecture de ce qui précède, vous aurez compris le bénéfice en terme de qualité de vie que l'on peut retirer d'un bon sommeil. Ce qui mérite quelques sacrifices et un peu de discipline.

Un lit, c'est fait pour dormir !

Les spécialistes sont unanimes : il faut réserver le temps passé au lit au sommeil et... aux ébats amoureux. Restreindre le temps de séjour dans le lit permet de renforcer le sommeil. Toutes les autres activités, comme regarder la télévision, travailler, manger, devraient donc être bannies des chambres à coucher. En cas de réveil nocturne prolongé, mieux vaut quitter la chambre et se consacrer à une activité relaxante dans la pénombre en attendant que la somnolence vous saisisse de nouveau. La chasse au sommeil est une activité très prenante : plus on s'acharne à le capturer, plus il tente de nous échapper.

Se coucher et se lever à la même heure

Le respect d'un rythme de vie régulier semble être bénéfique à la bonne synchronisation des rythmes biologiques et permet de maintenir un sommeil de qualité. Se coucher et surtout se réveiller à heure fixe, même pendant le week-end (!), est donc l'idéal. De faibles écarts sont bien sûr tolérés, mais ce principe de base ne devrait être transgressé qu'exceptionnellement. Retarder l'heure de son lever pendant le week-end risque de décaler d'autant l'arrivée de l'envie de dormir une fois le soir venu. Et le lundi matin en revanche, votre radio-réveil, parfaitement discipliné, vous fera lever à l'aurore pour que vous puissiez rejoindre à temps votre patron préféré. Vous n'aurez pas pour autant atteint votre quota de sommeil et votre dette ne sera pas rattrapée. Alors, si vous n'en pouvez plus en fin de semaine, à la grasse matinée dominicale, préférez un coucher plus précoce et profitez à fond de votre journée de repos pour faire du sport, par exemple !

La sieste, oui mais...

Le début de l'après-midi se caractérise par une diminution naturelle de la vigilance qui est accentuée dans certains cas par un repas trop copieux ou trop arrosé ou une nuit trop courte par exemple. La sieste est donc un besoin naturel qu'il est bénéfique de respecter, à condition de ne pas en abuser : idéalement, elle ne devrait pas dépasser une vingtaine de minutes. En revanche, la sieste devrait être proscrite si vous souffrez d'insomnies nocturnes et notamment de difficultés d'endormissement. En cédant à votre envie de dormir en milieu de journée, vous contribuez à entretenir la mauvaise qualité de votre sommeil nocturne. Si vous avez du mal à résister, optez plutôt pour une promenade à pied ou un tour à vélo.

Pour bien dormir, il faut être actif au bon moment !

La pratique d'une activité physique ou sportive augmente la sécrétion par le cerveau de certaines substances neurohormonales qui contribuent à améliorer la qualité du sommeil. Si le sport est donc recommandé, il doit être proscrit à l'approche du coucher, car il induit une stimulation psychique et augmente la température du corps, deux conditions qui gênent l'endormissement. Courir ou fréquenter une salle de sports entre 21 heures et 22 heures n'est donc pas la plus sage idée si l'on veut bien dormir.

L'alimentation : un facteur clé

Chacun a pu en faire l'expérience, les dîners trop copieux ou trop arrosés ne sont pas la meilleure approche pour jouir d'une nuit de repos récupératrice. À l'inverse, en cas d'alimentation insuffisante, c'est la sensation de faim qui risque de vous réveiller en milieu de nuit. Pour bien dormir, il faut donc veiller à son alimentation en mangeant de façon équilibrée. La consommation d'excitants, tels le café, le thé, les sodas à base de cola, le chocolat noir, la vitamine C, le guarana, est déconseillée à partir du milieu de l'après-midi.

Se conditionner pour dormir

Une bonne façon de se préparer au sommeil est d'observer une sorte de rituel du coucher, une parenthèse permettant de déconnecter son esprit du tumulte de la journée. Évitez de vous exposer à une lumière trop vive ou à des stimulations sonores trop violentes, de vous livrer à une activité réclamant une concentration trop importante. Lumières tamisées, musique douce et relaxation dans la demi-heure précédant le coucher doivent permettre de créer une ambiance favorisant la transition vers une nuit de sommeil réparatrice. Un mythe est à pourfendre : un bain chaud avant de se coucher favoriserait le sommeil. En réalité, s'il possède un effet relaxant indéniable, il présente l'inconvénient majeur d'augmenter considérablement la température interne du corps, ce qui nuit à la qualité du sommeil. Sous la douche, l'échange de calories est moins important entre la peau et l'eau qui ruisselle. Si malgré tout, vous restez un inconditionnel du bain, veillez à ce que sa température ne soit pas trop élevée : elle doit être égale ou légèrement inférieure à 37 °C.

L'importance de l'environnement

La qualité du sommeil dépend pour une bonne part de l'environnement dans lequel il se déroule. La chambre à coucher est donc un endroit stratégique. Sans aller forcément jusqu'à aligner votre lit sur les lignes du champ magnétique terrestre pour mieux dormir, comme certains le préconisent, quelques règles de bon sens doivent néanmoins prévaloir. Le bruit, la lumière et la température sont les principaux éléments auxquels il faut veiller. À moins d'être parfaitement insonorisée, la chambre doit être installée à l'écart des zones de vie bruyantes de la maison ou de l'appartement, cuisine ou salle d'eau par exemple, surtout si certains membres de la famille ont des activités qui les obligent à se lever beaucoup plus tôt que les autres. La fenêtre et les volets ne doivent pas laisser passer les bruits extérieurs et la lumière. La literie est un élément capital, mais souvent négligé. Certains apprécient le confort moelleux, d'autres préfèrent une certaine dureté, c'est affaire de goût. Votre lit est l'endroit où vous allez séjourner le plus longtemps, il faut y être bien et ne pas lésiner sur sa qualité. Si la visite technique obligatoire pour matelas et sommiers, avec vignette à apposer sur le chevet, n'existe pas encore, n'oubliez pas pour autant que leur durée de vie est limitée et qu'il faut en changer régulièrement. Enfin, la température de la pièce ne doit pas excéder 19 °C l'hiver. Couvertures et couettes doivent être adaptées à la saison et vous permettre de n'avoir ni trop chaud ni trop froid pendant votre sommeil.

Le bon dormeur n'est pas un ruminant !

N'attendez pas le moment où vous vous couchez pour passer en revue vos problèmes de la journée écoulée, préparer dans votre tête la réunion du lendemain ou vous lancer sur l'oreiller avec votre conjoint dans une longue conférence stratégique. Et si, lumière éteinte, vous ne pouvez pas vous endormir au bout de dix minutes, levez-vous ! Inutile de jouer les derviches tourneurs en vous apesantissant sur vos soucis, cela ne ferait qu'accroître le problème. Retournez plutôt au salon, calez-vous dans votre sofa en sirotant une tisane, et attendez que l'envie de dormir revienne avec la mise en route du cycle de sommeil suivant. Et, selon l'expression : « renouvelez l'opération aussi souvent que nécessaire », même en cas de réveil nocturne prolongé. Cependant, vous ne devez pas retarder pour autant l'heure de votre réveil. Levez-vous à l'heure prévue le lendemain matin, vous serez sûrement vasouillard, mais la nuit suivante, votre endormissement n'en sera que meilleur. Cela s'appelle le contrôle de stimulus, et c'est une technique éprouvée pour se réconcilier avec le sommeil.

Attention aux faux amis

Abstenez-vous de céder à la tentation des somnifères. L'automédication anarchique par ces médicaments est un facteur supplémentaire de mauvais sommeil. Certains d'entre eux entraînent accoutumance et dépendance, ainsi que de nombreux effets indésirables. Arrêtés brutalement, ils aggravent l'insomnie qu'ils étaient censés soulager. Bref, vous l'avez compris, les somnifères et autres hypnotiques sont des amis peu recommandables, du moins sans avoir consulté un médecin. Si néanmoins vous deviez y avoir recours, sachez que cela devrait être à petite dose et pour une période brève, jamais plus de trois semaines d'affilée.

Au lever... réveillez-vous !

Chacun a son petit rituel au sortir du lit. Certains ne peuvent rien faire avant d'avoir mis en marche la cafetière, d'autres se précipitent sur leur brosse à dents dans la salle de bains, et puis il y a ceux dont la première action consiste à s'enfermer dans les WC. Quel que soit votre profil, les pièces que vous fréquentez le matin au réveil devraient être fortement éclairées. Équipez-les de lampes halogènes dont l'intensité de la lumière contribuera à vous réveiller. C'est aussi le moment de faire remonter votre température corporelle : quelques mouvements de stretching ou de gymnastique, une douche chaude, vous aideront à vous sentir parfaitement réveillé. Et puis, le matin, n'oubliez pas d'apporter du carburant à votre organisme. Tout aussi indispensable qu'une bonne nuit de sommeil, un petit-déjeuner équilibré est capital pour affronter sereinement les activités de la journée et éviter la somnolence due à l'hypoglycémie.

Vous avez compris désormais que dans notre société avancée, bien dormir n'est pas aussi évident qu'on pourrait le penser. Notre rythme effréné et les multiples sollicitations auxquelles nous sommes soumis sont peu compatibles avec les conditions requises pour notre sommeil. Il faut pourtant que nous en prenions soin, tant il représente un élément vital pour notre santé, notre équilibre et nos relations avec les autres. Il faut alors prendre conscience qu'une bonne hygiène de sommeil peut nécessiter des changements d'habitudes auxquels il faudra se conformer à long terme, jusqu'à ce qu'ils finissent par s'inscrire dans notre quotidien. On ne peut reconstruire en un jour ce qui a mis des mois, voire des années à se détraquer. Cela n'en est pas moins possible, mais requiert la même détermination que celle nécessaire, par exemple, à un changement de comportement alimentaire. Notre bien-être est à ce prix : ce qui ne va plus de soi, il nous faut le reconquérir. Mais une fois remportée, on s'aperçoit vite que la bataille contre les mauvaises habitudes valait tous les sacrifices qu'elle a réclamés.

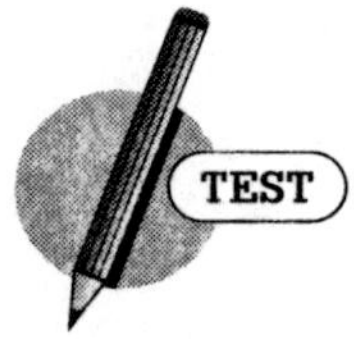

Somnolent… un peu ? beaucoup ? pas du tout ?

La somnolence diurne est le premier symptôme du manque de sommeil. Ce problème peut vous concerner sans que vous en soyez forcément conscient. Ce test, appelé échelle de somnolence d'Epworth, vous permettra de savoir où vous en êtes…
Vous arrive-t-il de somnoler ou de vous endormir dans les circonstances qui suivent ?

Répondez à chaque question en attribuant à chaque question un score de 0 à 3 selon les critères suivants :

0 : jamais — **1** : très rarement
2 : régulièrement — **3** : presque toujours

Situations :	**0**	**1**	**2**	**3**
▪ Assis, en train de lire				
▪ En train de regarder la télévision				
▪ Assis, inactif, dans un endroit public (cinéma, salle d'attente…)				
▪ Comme passager dans une voiture roulant sans arrêt pendant une heure				
▪ Allongé, l'après-midi, pour se reposer quand les circonstances le permettent				
▪ Assis, en train de parler à quelqu'un				
▪ Assis, calmement, après un repas sans alcool				
▪ Dans une voiture immobilisée quelques minutes dans les embouteillages				

Faites le total des points obtenus ☐

Interprétation du résultat

- Entre 0 et 9 : pas de souci, vous n'êtes pas somnolent et vous le saviez déjà.
- Si votre score est égal ou supérieur à 9 : parlez-en à votre médecin, votre somnolence est réelle à certaines occasions ; mieux vaut découvrir pourquoi et améliorer votre hygiène de vie...
- Un score supérieur ou égal à 16 : c'est franchement pathologique, et il faut consulter un spécialiste !

Calculez votre dette de sommeil

Toute diminution du temps de sommeil, même légère, a pour effet d'augmenter la somnolence pendant la journée du lendemain. Si cette restriction se répète, elle provoque une dette qui s'accumule et doit être récupérée. Si vous avez besoin de huit heures de sommeil par nuit et que vous ne dormez que sept heures, il vous manque une heure de sommeil. Si cette situation se reproduit tout au long de la semaine et que vous ne récupérez pas votre dette, il vous manquera cinq heures de sommeil quand vous arriverez au week-end. Pour calculer votre dette, il faut d'abord évaluer votre besoin de sommeil, voir tests p. 38-40. À défaut, comptez un besoin de huit heures de sommeil par jour, ce qui est la moyenne. Puis suivez les étapes suivantes :

Étape 1 : Additionnez le nombre d'heures de sommeil chaque jour de la semaine :

Lundi : j'ai dormi ________ heures
Mardi : j'ai dormi ________ heures
Mercredi : j'ai dormi ________ heures
Jeudi : j'ai dormi ________ heures
Vendredi : j'ai dormi ________ heures

Total : j'ai dormi ________ heures pendant la semaine.

Étape 2 : Multipliez par 5 le nombre d'heures de sommeil dont vous avez besoin chaque nuit (à défaut de connaître ce nombre, comptez 8 heures par nuit) : ________ heures x 5

Total : j'ai besoin de ________ heures de sommeil pendant la semaine.

Étape 3 : Soustrayez le chiffre obtenu à l'étape 2 de celui obtenu à l'étape 1 :

Total étape 1 – total étape 2 = ________

- Si le chiffre que vous obtenez est positif, vous n'avez pas de dette. Si vous êtes quand même régulièrement somnolent pendant la journée, c'est que cela est dû à une autre cause ; il vous faut consulter un médecin.
- Si le chiffre que vous obtenez est négatif, votre compte de sommeil est dans le rouge : il faut absolument récupérer vos heures de sommeil perdues ! La solution consiste à augmenter votre temps de sommeil pendant le week-end, au besoin en vous offrant une sieste si vous le pouvez pour que votre dette soit « épongée » quand la semaine de travail recommence. Mais le mieux est encore de ne pas laisser l'ardoise s'allonger jusqu'à obtenir une addition impossible à honorer une fois arrivé le congé de fin de semaine. Pour cela, offrez à votre organisme une nuit récupératrice en milieu de semaine. Décrétez par exemple que le mercredi ou le jeudi soir sera une soirée « couché avec les poules » ! Tentez l'expérience pendant un mois : vous sentirez la différence…

En résumé

Le manque de sommeil se traduit immanquablement par une somnolence diurne, des troubles de l'humeur et une diminution des performances intellectuelles.
Le manque de sommeil peut être quantitatif ou qualitatif. Réduction volontaire ou non de son temps de sommeil, insomnies liées aux soucis ou à l'anxiété, sommeil décalé : c'est un mal caractéristique de la vie moderne, de son rythme et des préoccupations qu'elle entraîne.
Les conséquences d'un mauvais sommeil sont importantes, non seulement en termes de bien-être, mais également de santé, voire de sécurité, pour soi et pour les autres.
En dehors de certaines pathologies du sommeil qui nécessitent un traitement spécifique, il est possible pour chacun de rétablir un sommeil satisfaisant sans recourir aux somnifères, mais en améliorant son hygiène de vie.

3

CHAPITRE III

Le sommeil en observation

« Ça fait plus de vingt ans que ça dure et j'ai tout essayé… »
« Ma tante avait la même chose, elle non plus n'arrivait pas à s'endormir sans ses pilules. À la fin elle en prenait plus de cinq différentes tous les soirs… »
« Mon grand-père, on lui avait interdit de conduire parce qu'il s'endormait à tout bout de champ… »
On l'a compris, votre histoire est sérieuse. Vous faites partie de ces mauvais dormeurs auxquels rien ne semble réussir. Vous avez passé en revue toutes les erreurs que vous pouviez commettre, vous avez tenté de mettre en pratique tous les conseils prodigués et rien n'y fait. Vous dormez toujours aussi mal et vous n'en êtes plus à vous demander quelle tisane serait la meilleure pour passer une bonne nuit.

Pourtant, face à un problème de sommeil qui vous semble impossible à résoudre, la dernière chose serait de vous résigner ou, à l'inverse, de paniquer en dramatisant. Car aujourd'hui on connaît mieux que jamais les mécanismes physiologiques qui président au sommeil et l'on voit notre territoire national se couvrir d'un réseau de centres spécialisés dans le diagnostic et le traitement de ses pathologies. C'est en effet à la naissance d'une véritable « spécialité médicale » que l'on est en train d'assister, une spécialité baptisée par certains « hypnologie » ou « somnologie », à laquelle s'intéressent des médecins venus d'horizons divers, tels que la neurologie, la pneumologie, la physiologie ou la psychiatrie. Quelques équipes pluridisciplinaires particulièrement motivées avaient depuis longtemps compris l'intérêt d'une approche spécialisée du sommeil et de ses troubles. Leurs travaux ont permis de répertorier différentes pathologies et de mettre au point des protocoles de diagnostic et de traitement. Faisant œuvre de précurseurs, certains depuis plusieurs décennies, ils ont su, à force de persévérance et grâce à la qualité de leurs recherches, convaincre les autorités sanitaires et les pouvoirs publics de l'importance que l'on devait accorder aux troubles du sommeil et à leur prise en charge. Les pionniers ont fait des petits, si bien qu'aujourd'hui des centres du sommeil répartis sur l'ensemble du territoire national (voir annexes) permettent aux habitants de toutes les régions d'être soignés.

• Rendez-vous dans un centre du sommeil

Si donc vous souffrez d'insomnies rebelles, de somnolence récurrente, si votre horloge interne ne sait plus où donner de la tête parce que vous passez votre vie entre deux avions, ou bien encore si vous ne supportez plus d'aller vous coucher quand les autres se lèvent, alors il est temps de consulter. Le plus simple est comme toujours d'aller voir en premier son médecin traitant habituel. C'est lui qui est censé vous connaître le mieux. Si vous lui êtes fidèle, il sait tout de votre histoire médicale et il saura replacer les problèmes que vous lui décrivez dans le contexte plus général de votre personnalité et de votre état de santé. Il pourra éventuellement décider de vous adresser à un spécialiste dans un centre du sommeil pour des examens spécifiques et une prise en charge adaptée.

Généralement, une fois que vous aurez pris contact avec un centre, il vous est proposé une consultation avec l'un des médecins. Le but de cette première rencontre est de faire le point et, le cas échéant, de vous inviter à passer les premiers examens de dépistage. Il est important de pouvoir se rendre en couple à cette consultation, c'est-à-dire accompagné de la personne qui partage vos nuits et qui pourra renseigner le praticien plus objectivement que vous ne pourriez le faire.

Le médecin vous fera d'abord préciser l'histoire de votre sommeil. Quand les problèmes ont-ils commencé ? Y a-t-il eu un événement ou un changement de vie à l'origine de ces troubles ? Comment ont-ils évolué depuis et qu'avez-vous tenté jusque-là pour les résoudre ? Sachez qu'il vous faudra également décrire par le menu les habitudes de vos jours et de vos nuits. Pour orienter son diagnostic, il est important que le praticien se fasse une idée exacte de vos rythmes de vie, des contraintes sociales auxquelles vous êtes soumis, de la manière dont vous gérez votre sommeil, de la manière dont les troubles évoluent quand vous êtes en vacances ou en dehors de votre domicile. Il peut aussi lui être utile de savoir comment votre lieu de vie est aménagé, et en particulier votre chambre à coucher. Sachez qu'il voudra également tout savoir sur les démarches que vous avez entreprises jusqu'ici, les traitements conventionnels ou les médecines douces auxquels vous avez recours habituellement ou occasionnellement. Quant à la personne qui partage votre lit, elle fournira des renseignements sur ce que vous faites pendant votre sommeil : ronflements, pauses respiratoires, mouvements anormaux, paroles ou cris, grincements de dents ou somnambulisme... Dans certains centres, ce long interrogatoire presque policier est remplacé par un questionnaire détaillé qui vous est adressé avant la consultation et dont nous reproduisons un exemple en annexe de cet ouvrage.

Ensuite, le praticien voudra en savoir plus sur vos autres problèmes de santé éventuels, les traitements que vous suivez ou que vous avez suivis, car certaines maladies, comme la dépression ou d'autres affections, neurologiques en particulier, peuvent retentir sur le sommeil et, à l'inverse, les troubles du sommeil peuvent être eux-mêmes à l'origine de certaines maladies, cardio-vasculaires notamment.

À l'issue de ce premier entretien, il est rare que le médecin se prononce définitivement sur la nature des troubles dont vous souffrez ou sur leur cause éventuelle et vous propose d'emblée un traitement. Il voudra certainement pousser plus loin les investigations en vous soumettant à certains tests. Il dispose de plusieurs outils pour affiner son diagnostic : l'agenda du sommeil, l'enregistrement des périodes d'activité et de repos, l'enregistrement du sommeil réalisé à domicile ou dans le centre lui-même et les tests d'endormissement. En fonction des premiers éléments que vous aurez fournis lors de cette prise de contact, le médecin vous proposera les examens et la stratégie de prise en charge la mieux adaptée à votre cas.

• Le journal intime de votre sommeil

La première étape vers l'identification de vos problèmes est l'agenda du sommeil.
Il vous sera proposé si vous souffrez d'insomnie, quelle qu'en puisse être la cause, ou en cas de somnolence excessive dans la journée, ou d'un trouble du rythme veille/sommeil. Il s'agit de tenir une sorte de journal intime de votre sommeil pendant trois semaines consécutives. L'agenda permet d'aller plus loin que le simple entretien ou le questionnaire initial et d'obtenir une représentation visuelle la plus objective possible sur une période suffisamment longue. Vous disposez pour cela d'un document à remplir chaque jour sur lequel vous devrez faire figurer un certain nombre de renseignements à propos de votre sommeil bien sûr, mais aussi de votre vigilance et de votre état de forme en général. Chaque jour, sur la feuille quadrillée correspondante, il faut donc que vous notiez l'heure du coucher et du lever, et hachuriez les périodes de sommeil nocturne, mais aussi aux siestes ou aux assoupissements inopinés. Vous consignerez sur la feuille du jour un certain nombre de renseignements utiles, comme la prise éventuelle d'un somnifère en précisant l'heure et le nombre de comprimés, la qualité estimée de votre sommeil, celle de votre vigilance et de votre dynamisme au réveil. Vous noterez aussi votre niveau général d'éveil ainsi que votre humeur tout au long de la journée. Il vous faudra également prendre votre température au coucher et au lever. Soyez rassuré, le thermomètre buccal ou la mesure électronique dans le conduit de l'oreille feront l'affaire, l'essentiel étant que la mesure s'effectue toujours de la même manière. Rappelons-le, la température corporelle varie en fonction des rythmes biologiques et sa courbe sur trois semaines sera un bon reflet du fonctionnement de votre horloge interne. L'agenda vous permet aussi de noter tous vos commentaires, la survenue des événements que vous jugez susceptibles d'exercer une influence sur votre sommeil ainsi que les médicaments que vous prenez habituellement ou occasionnellement.

Grâce à tous les renseignements qu'il fournit, cet agenda est une aide précieuse dans le diagnostic des troubles du sommeil. Tout d'abord, il permet au patient de s'investir lui-même dans la prise en charge de ses propres problèmes. D'ailleurs, la manière dont la tenue de l'agenda est acceptée et réalisée offre déjà un premier renseignement au thérapeute sur l'importance que le patient attribue à son mauvais sommeil. En outre, son analyse met en évidence les discordances éventuelles entre le vécu subjectif rapporté par le patient et la réalité de ce qui est consigné sur une période suffisamment longue. Celle-ci se fait de manière visuelle ou grâce à des logiciels informatiques. On peut ainsi calculer des paramètres qui aideront à identifier certains troubles du sommeil.

- **La durée totale du sommeil de nuit :** c'est le temps cumulé passé à dormir au cours de la nuit. Elle permet d'identifier les courts dormeurs (moins de six heures) ou ceux qui ont un sommeil vraiment réduit (moins de quatre heures).

- **Le temps passé au lit :** en le comparant au temps de sommeil de nuit, il permet de faire la différence entre ceux qui aiment rester dans leur lit le plus longtemps possible et ceux qui éprouvent de réelles difficultés à dormir.

- **La latence d'endormissement :** elle reflète la difficulté à s'endormir. Dans les syndromes de désynchronisation, elle est raccourcie (avance de phase) ou au contraire rallongée (retard de phase) lorsque le coucher intervient trop précocement par rapport aux besoins et aux horaires personnels.

- **La période de sommeil :** c'est le temps écoulé entre l'endormissement et le réveil. En la comparant à la durée du sommeil de nuit, elle permet d'identifier les problèmes de maintien du sommeil (éveils nocturnes, sommeil fragmenté).

- **La durée totale de sommeil :** c'est le temps de sommeil cumulé par vingt-quatre heures. Il est égal à la durée totale du sommeil de nuit auquel on rajoute les périodes de siestes diurnes. Elle permet d'identifier les fausses insomnies, quand la durée totale de sommeil est satisfaisante malgré l'impression subjective du patient, ainsi que la mauvaise répartition du sommeil sur les vingt-quatre heures (durée totale satisfaisante, mais morcelée).

- **L'index d'efficacité du lit** : c'est le rapport durée totale du sommeil de nuit sur le temps passé au lit.

Un simple agenda peut donc nous en apprendre beaucoup, et même plus encore si l'on croise ces données avec les appréciations rapportées par le patient à propos de sa qualité de vie. On peut ainsi observer des sommeils qui apparaissent morcelés ou de mauvaise qualité mais qui s'accompagnent d'un niveau d'éveil élevé et d'anxiété, ce qui incite à chercher une origine psychologique de l'insomnie. Au contraire, on peut observer un niveau d'éveil bas et une humeur perturbée chez des personnes qui jouissent d'un sommeil de nuit abondant, ce qui est en faveur d'une hypersomnie. Quand le sommeil est réduit et que les paramètres de qualité de vie sont normaux, on peut en déduire que le sommeil remplit ses fonctions et que l'on est en face d'un petit dormeur. En outre, si les troubles dont se plaint le sujet surviennent toujours au même moment de la semaine, ils peuvent être liés à certaines causes externes qui viennent perturber la quantité ou la qualité du sommeil et que l'on pourra identifier grâce à l'agenda.

• Actif ou inactif, l'actimètre le dira !

Une étape supplémentaire dans l'évaluation objective de votre rythme de vie peut être franchie grâce à l'actimétrie. Il ne s'agit pas ici d'enregistrer votre état de vigilance mais uniquement votre niveau d'activité physique sur une période de vingt-quatre heures. Cet examen est fort simple : on vous invite tout simplement à porter en permanence au poignet, pendant deux à trois semaines, une sorte de mouchard ressemblant à une montre-bracelet (au poignet gauche si vous êtes droitier et vice versa). Pas moyen de tricher, sauf à enlever l'appareil : l'actimètre va enregistrer impitoyablement vos moindres mouvements tout au long de vos jours et de vos nuits. À l'issue de l'examen, une fois l'appareil restitué au centre, toutes les données comptabilisées sont transférées sur un ordinateur, ce qui permet d'analyser vos phases d'activité et de repos et de se faire une idée précise de leur intensité et de leur répartition en fonction des heures de la journée. L'analyse actimétrique apporte des renseignements précieux sur votre niveau global d'activité, ainsi que sur le fonctionnement de votre horloge biologique et l'organisation générale de vos journées et de vos nuits. Pas la moindre petite sieste ou pause, donc, qui puisse échapper à l'actimètre, pas plus d'ailleurs que les expéditions nocturnes aux toilettes… ou vers le réfrigérateur, et dont vous ne gardez bien sûr aucun souvenir à votre réveil ! Les enregistrements actimétriques, une fois croisés avec l'agenda du sommeil, peuvent mettre en évidence certains paradoxes. Certains patients ont ainsi des nuits particulièrement agitées, par exemple lorsque surviennent des mouvements involontaires pendant le sommeil. À l'inverse, certains dépressifs peuvent rester de longues heures éveillés pendant la nuit, pratiquement sans bouger.

• Sommeil sous très haute surveillance

Baptisé de noms barbares comme « enregistrement polygraphique » ou « polysomnographie », cet examen totalement indolore consiste tout simplement à enregistrer en continu et simultanément un certain nombre de paramètres physiologiques pendant votre sommeil, au cours d'une ou plusieurs nuits. Outre l'électroencéphalogramme permettant de visualiser l'activité cérébrale et les différentes phases de votre sommeil (voir chapitre 1), l'enregistrement concernera également un certain nombre de fonctions que l'on veut évaluer pendant le sommeil : l'activité musculaire au moyen d'électrodes placées sur la houppe du menton (électromyogramme, ou EMG), les mouvements oculaires grâce à des capteurs posés sur le pourtour des yeux (électro-oculogramme, ou EOG), l'activité cardiaque (électrocardiogramme, ou ECG) et la fréquence respiratoire.

Leur analyse par un spécialiste permet d'établir un diagnostic précis dans un certain nombre de cas. Selon les symptômes qui vous ont incité à consulter, le médecin vous proposera soit un enregistrement à domicile, soit de passer une nuit complète au centre du sommeil pour un bilan plus approfondi.

L'enregistrement du sommeil à domicile représente en quelque sorte la version allégée de l'examen. C'est un excellent moyen de dépistage, moins complexe et moins coûteux à mettre en œuvre que le bilan effectué en centre du sommeil. Il présente surtout l'énorme avantage d'être réalisé dans votre cadre de vie habituel, et par conséquent d'être le reflet exact de vos « vraies » nuits. Pour sa réalisation, il vous est demandé de passer au centre en fin d'après-midi pour la pose des capteurs et leur connexion au boîtier enregistreur. Les électrodes sont fixées sur le cuir chevelu à l'aide d'une colle biologique spéciale. Cette préparation est assez longue et méticuleuse et réclamera votre patience. Une fois muni de tous vos capteurs reliés par un faisceau de câbles électriques à une sorte de gros baladeur porté à la ceinture ou en bandoulière, vous aurez le look d'un astronaute en partance pour la banlieue de la Terre. Soyez persuadé que vous ne passerez pas inaperçu en traversant le hall de l'hôpital et son parking pour regagner votre véhicule. Et aux feux rouges, succès garanti ! Cet exhibitionnisme médical est le prix à payer pour pouvoir rentrer chez vous tout en bénéficiant d'un enregistrement du sommeil. Le lendemain matin, il vous faudra parcourir le chemin inverse et restituer le matériel au centre. Toutes les données concernant votre nuit auront été enregistrées sur une cassette dont l'analyse révélera le profil exact de votre nuit, de l'endormissement au réveil, avec ses différentes phases de sommeil.

Le médecin peut aussi estimer que votre cas nécessite le recueil de données supplémentaires ; il vous proposera alors de passer une nuit complète au centre pour un sommeil sous très haute surveillance. Là, ce sera vraiment le grand jeu. Rendez-vous vous sera fixé en fin d'après-midi après votre journée de travail pour une séance de pose d'électrodes. Une fois transformé en Rasta électronique, vous dînerez sur place avant de regagner votre chambre particulière. Au cours de la nuit, en plus des paramètres déjà décrits pour l'enregistrement à domicile, d'autres données seront recueillies, comme la température du corps, la composition des gaz que vous expirez, l'oxygénation du sang, la pression artérielle, l'enregistrement des contractions musculaires des membres inférieurs et parfois l'enregistrement audio de vos ronflements ! Le tout sera complété par un enregistrement vidéo en continu, tout au long de la nuit, grâce à une caméra infrarouge qui vous filmera même dans l'obscurité la plus totale. Une fois connecté aux différentes machines, vous pourrez vous endormir comme vous en avez l'habitude. Bien sûr, le fait de dormir ailleurs que dans votre lit, bardé d'électrodes et de capteurs tout en sachant que vos moindres gestes sont épiés, rendra votre nuit un peu moins naturelle qu'à l'habitude. Malgré tout, pendant que vous dormirez, rien n'échappera à la vigilance de vos nounous électroniques, les tracés étant en outre annotés tout au long de l'enregistrement par l'équipe médicale de garde. Cette multitude de données sera analysée le lendemain par les spécialistes du centre. Des logiciels permettent de traiter toutes ces informations et de les interpréter très rapidement, selon des protocoles standardisés, communs à tous les centres du sommeil. Comme dans le cas de l'enregistrement à domicile, cette nuit sous très haute surveillance donnera les éléments utiles pour analyser l'architecture de votre sommeil et ses anomalies éventuelles, mais aussi fournira des renseignements sur les mécanismes physiologiques qui sont à l'origine des troubles et ainsi pourra-t-on dépister ces pathologies qui interfèrent avec le sommeil, comme les apnées du sommeil ou la maladie des jambes sans repos, dont nous reparlerons plus loin.

• L'endormissement contre la montre

La nuit au centre du sommeil est parfois complétée par d'autres examens pratiqués au cours de la journée qui suit. Si vous vous plaignez de somnolence pendant le jour, il vous sera certainement proposé de subir un **test itératif de latence à l'endormissement** (TILE), qui est une mesure directe et objective de l'état de somnolence d'une personne. La sensation pénible d'avoir à lutter pour ne pas s'endormir dans la journée est le signe principal de l'insuffisance chronique de sommeil, mais aussi d'autres maladies comme l'hypersomnie idiopathique, le syndrome des apnées du sommeil ou la narcolepsie. Le test de latence à l'endormissement repose sur un principe simple : plus on est somnolent, plus vite on s'endort. Il s'agit donc d'évaluer la rapidité du sujet à s'endormir une fois que l'on a supprimé toutes les stimulations extérieures qui peuvent contribuer à le maintenir éveillé, ce temps étant directement proportionnel à l'importance de la somnolence. Tout au long d'une

journée, à cinq reprises, entre 9 h 30 et 19 h 30, le patient est invité à s'allonger toutes les deux heures dans une pièce sombre et insonorisée et à essayer de s'endormir. Le temps qu'il met à y parvenir est chronométré : c'est la latence d'endormissement. Ce calcul s'établit selon des procédures qui ont été standardisées et qui sont par conséquent reproductibles. Il tient compte de l'apparition du sommeil au sens électrophysiologique du terme, c'est-à-dire l'apparition sur le tracé de l'électroencéphalogramme d'ondes caractéristiques du sommeil lent ou paradoxal. Si le sujet ne s'endort pas, le test est interrompu au bout de vingt minutes. S'il s'endort, on le laisse dormir pendant cinq minutes, durée minimale pour vérifier que le patient dort véritablement. Pour chacun, on calcule la latence moyenne d'endormissement, qui est la moyenne des latences obtenues au cours des cinq essais. Dans de telles conditions, un sujet qui n'est pas somnolent met en général plus de quinze minutes à sombrer en sommeil lent. En revanche, quelqu'un de somnolent va s'endormir à chaque essai en quelques minutes seulement, avec une latence moyenne inférieure ou égale à sept minutes.
Les évaluations multiples au cours de la journée permettent d'obtenir un reflet le plus objectif possible de l'état de somnolence du sujet. Une latence moyenne supérieure à dix minutes traduit une vigilance normale. Le temps de latence à l'endormissement est diminué en cas de privation, même modeste, de sommeil. On parle de somnolence modérée pour des latences moyennes comprises entre cinq et dix minutes, tandis que la somnolence est sévère pour des latences en dessous de cinq minutes.

Le TILE est devenu l'examen le plus couramment utilisé pour quantifier la somnolence, qu'elle soit due à la privation de sommeil ou à des pathologies comme la narcolepsie ou les apnées du sommeil. Sa fiabilité et la validité des résultats qu'il permet d'obtenir ont été vérifiées dans un grand nombre de circonstances expérimentales ou pathologiques. À condition toutefois qu'il soit réalisé convenablement, c'est-à-dire répété un nombre de fois suffisamment important dans la journée, ce qui est le cas bien sûr dans tous les centres du sommeil.

Un autre test sert à évaluer la somnolence d'un sujet, c'est le **test de maintien de l'éveil** (TME). Le patient est placé dans les mêmes conditions que pour le test de latence à l'endormissement, si ce n'est qu'il n'est pas allongé mais assis dans un fauteuil confortable. En outre, on ne lui demande plus cette fois de s'endormir mais au contraire de résister à l'envie de s'assoupir en tentant de rester éveillé le plus longtemps possible, sans pour autant mettre en œuvre des comportements qui soient incompatibles avec le sommeil. Les allumettes sous les paupières et les fers rouges sont donc proscrits quand on se soumet à cet examen… Si le sujet s'endort, on le réveille au bout d'une minute. Dans le cas contraire, le test est poursuivi pendant une demi-heure. Comme pour le TILE, le test de maintien de l'éveil est répété toutes les deux heures et un nombre suffisant de fois au cours de la journée pour que ses résultats soient valides. Ici aussi, on calcule la latence de chaque endormissement et la moyenne des latences. Chez les personnes non somnolentes, le temps moyen d'endormissement est supérieur à dix-huit minutes. Il est notablement raccourci en cas de somnolence, notamment chez les personnes souffrant de narcolepsie, qui ne peuvent en général pas résister plus d'une dizaine de minutes à l'envie de dormir.

DE LA VIGILANCE À L'ATTENTION, ET VICE VERSA

On oppose volontiers le sommeil ou la somnolence à un autre état : la vigilance, l'un et l'autre étant inversement proportionnels. Ainsi, que ce soit du point de vue quantitatif ou qualitatif, évaluer le sommeil passe souvent par l'appréciation du niveau de vigilance de l'individu. Si la chose paraît simple, il n'est pas évident de définir exactement en quoi consiste la vigilance. « Attention ! Sois vigilant ! » Il est habituel de confondre vigilance et attention, mais pour les spécialistes, les choses sont plus compliquées qu'il n'y paraît, surtout quand chacun apporte des nuances à ces définitions, quand il n'y va pas de sa propre conception… C'est ce que soulignent Didier Lagarde et Denise Batejat, de l'Institut de médecine aérospatiale du Service de santé des armées à Brétigny-sur-Orge, dans un article paru en 1999 à propos des tests d'appréciation de la vigilance*.

* *Tests et batteries de tests d'appréciation de la vigilance*, Didier Lagarde et Denise Batejat, « Sommeil et vigilance », n°9, novembre 1999.

Pour le physiologiste, la vigilance est un état de base qui va de l'attention soutenue au sommeil profond, et il existe un lien direct entre vigilance et attention. Pour de faibles niveaux de vigilance, l'attention est quasi nulle, mais l'inverse n'est pas vrai puisque l'on peut être éveillé et non attentif de façon globale, ou non attentif à une tâche donnée. Toute privation ou perturbation du sommeil est à l'origine de l'altération de la vigilance. Dans ce cas, on la définirait comme le maintien d'un éveil actif qui implique le maintien d'une performance, donc d'une attention soutenue.

Pour le psychologue, l'attention est l'application volontaire de l'esprit à son objet, ce qui la distingue de la vigilance, qui est une condition nécessaire (être éveillé), mais non suffisante pour parler d'attention. L'attention doit plutôt être comprise comme la mise en œuvre à chaque instant par le cerveau des ressources nécessaires au fonctionnement d'un ou plusieurs de ses équipements et des capacités intellectuelles : perception, mémoire, raisonnement, action…

Pour les neuropsychiatres, l'attention n'est pas une faculté, mais une qualité de l'activité mentale, tandis que l'électrophysiologiste, pour sa part, va distinguer l'attention focalisée de la réaction d'orientation, de l'attente et du retrait d'attention. L'attente et l'attention focalisée ayant été individualisées par des rythmes électrocorticaux bien distincts (rythme mu et rythme bêta).

L'intérêt de l'appréciation de la vigilance globale d'un sujet ou de son attention soutenue à un moment précis est grand et concerne aussi bien le diagnostic des troubles du sommeil que la recherche sur les effets des drogues stimulantes par exemple ou les effets secondaires des hypnotiques. Les tests d'appréciation de la vigilance sont nombreux, et quelle que soit leur nature, leur utilisation et leur interprétation dépendent de règles bien définies qu'il est nécessaire de respecter. La plupart des résultats rapportés dans la littérature qui semblent contradictoires viennent en effet d'un suivi de procédures différentes ou d'un environnement mal contrôlé.

L'agenda, l'actimétrie, l'enregistrement polygraphique et les tests multiples d'endormissement ou de maintien de l'éveil sont donc les instruments dont dispose aujourd'hui couramment le spécialiste pour analyser de manière objective les symptômes liés à la dégradation qualitative ou quantitative de votre sommeil. Cette analyse va permettre de découvrir la cause précise de votre insomnie ou de votre somnolence excessive. En dehors des perturbations liées à une mauvaise hygiène du sommeil dont nous avons déjà parlé dans le chapitre précédent, il existe un certain nombre de processus pathologiques qui affectent directement les mécanismes physiologiques du sommeil. Il s'agit par exemple de l'hypersomnie ou de la narcolepsie, qui entraînent un excès de somnolence et des envies irrépressibles de dormir pendant la journée. D'autres troubles du sommeil sont la conséquence d'un mauvais réglage de l'horloge biologique qui pilote nos rythmes internes, et en particulier l'alternance veille/sommeil. Certaines maladies n'affectent pas la physiologie du sommeil à proprement parler, mais empêchent son bon déroulement au cours de la nuit. Qu'elles soient respiratoires, comme le syndrome des apnées du sommeil, ou plutôt neurologiques, comme les mouvements périodiques des jambes, ces maladies produisent de multiples micro-éveils tout au long de la nuit, dont on ne va garder aucun souvenir le matin venu mais qui ôtent au sommeil sa fonction essentielle : le repos. Pour chacun de ces problèmes dont nous allons parler dans les chapitres suivants, il existe un traitement adapté. En France aujourd'hui, des milliers de patients sont pris en charge chaque année par les centres du sommeil et trouvent une solution à leur problème. C'est pourquoi, en cas d'insomnie qui se prolonge ou de somnolence anormale, il ne faut pas hésiter à évoquer ces problèmes avec son médecin traitant et à envisager une consultation spécialisée au centre le plus proche de chez vous.

DORMIR LA TÊTE DANS LES ÉTOILES !

La recherche sur le sommeil doit beaucoup à la conquête de l'espace. Dès le début des vols habités dans les années 1970, médecins et ingénieurs ont mis au point des systèmes électroniques capables d'enregistrer l'ensemble des paramètres physiologiques des astronautes pendant le vol et de les transmettre à terre, où ils pouvaient être interprétés par les équipes médicales. Certains des dispositifs utilisés aujourd'hui en pratique courante, dans l'évaluation des troubles du sommeil, sont les héritiers directs de ceux jadis réservés aux seuls voyageurs de l'espace.

Par ailleurs, le sommeil et la vigilance ont toujours été au centre des préoccupations de la médecine aérospatiale. Les astronautes en mission sont en effet confrontés à des situations exceptionnelles, tant du point de vue du niveau de stress que des conditions de vie à bord des vaisseaux spatiaux, autant de facteurs qui interfèrent avec la qualité de leur sommeil. En outre, il est indispensable de maintenir chez ces personnels des niveaux de vigilance qui soient compatibles avec la complexité des tâches à accomplir en vol, sans parler de la fraîcheur physique que peuvent exiger des sorties extra-véhiculaires de plusieurs heures, au cours desquelles les astronautes engoncés dans d'énormes scaphandres rigides doivent se livrer à des exercices épuisants dans le vide sidéral. Anxiété, dépression, irritabilité, erreurs de jugement, augmentation du temps de réaction, baisse de la concentration : dans l'espace plus que partout ailleurs, les conséquences d'un mauvais sommeil peuvent être dramatiques !
Or, dans une navette ou une station orbitale comme l'ISS, toutes les conditions pour un sommeil de mauvaise qualité semblent réunies : l'excitation due à l'aventure exceptionnelle qui est en train de se vivre, un soleil qui se lève toutes les quatre-vingt-dix minutes, une atmosphère confinée, chaude et bruyante, et pour compléter le tout, la microgravité qui vous fait gonfler le visage et vous bouche le nez, vous donne la nausée et vous fait flotter en vous obligeant à vous sangler à une paroi du vaisseau pour dormir !
Les statistiques de la NASA sont d'ailleurs éloquentes. Sur certains vols, jusqu'à 50 % de l'équipage a recours aux somnifères et la moitié des médicaments consommés en orbite sont destinés à aider les astronautes à dormir. Malgré cela, on dort en moyenne chaque jour deux heures de moins dans l'espace que sur Terre. Au bout de deux semaines, le déficit devient considérable et les membres d'équipage ont un niveau de performance équivalent à celui d'une personne qui n'aurait pas dormi depuis vingt-quatre heures !
Les équipes médicales en charge des astronautes doivent aussi régler le délicat problème de leurs rythmes circadiens. Notre horloge biologique est naturellement réglée pour que nos performances soient optimales au cours de la journée et que l'on puisse sombrer dans le sommeil une fois la nuit venue. Et en orbite, avec un soleil qui se lève et qui se couche tous les trois quarts d'heure, inutile de compter sur l'alternance jour/nuit pour synchroniser la vie des travailleurs de l'espace. De plus, les astronautes doivent être au

top de leur forme lors de deux moments cruciaux, le lancement et le retour sur Terre. Si le lancement se produit de nuit, leur horloge interne doit être progressivement décalée dans les semaines qui précèdent le lancement pour qu'il coïncide avec le moment de vigilance maximale de l'équipage. Cela est réalisé en exposant les membres de la mission à une lumière de forte intensité à des moments bien précis. De la même manière, une fois en orbite, un autre recalage peut être nécessaire pour préparer l'équipage au retour sur Terre.
Pour développer des contre-mesures capables d'améliorer le sommeil des équipages lors des vols spatiaux, les spécialistes du sommeil poursuivent leurs investigations. Les astronautes portent des actimètres et remplissent un agenda du sommeil afin d'identifier les facteurs environnementaux qui influencent le plus le sommeil dans l'espace. De nombreuses questions restent encore sans réponse. Si l'on sait par exemple que l'intensité lumineuse exerce une grande influence, qu'en est-il au juste des couleurs ? Un détail qui pourrait avoir son importance un jour lors des futurs voyages habités vers Mars où l'atmosphère est de couleur jaune-orange et non bleu-vert comme sur Terre. Cette différence influencera-t-elle à moyen terme le psychisme et la vigilance des explorateurs du troisième millénaire, quand on sait que la sécrétion de mélatonine dépend de la longueur d'onde de la lumière reçue par le cerveau ? En outre, le jour martien est plus long que sur la Terre : vingt-quatre heures et trente-neuf minutes exactement. Cette différence permettra-t-elle à l'horloge biologique des astronautes de s'adapter spontanément ou faudra-t-il développer des contre-mesures artificielles pour aider leur organisme à fonctionner normalement lors d'un séjour de plusieurs semaines sur une autre planète ?
Un vrai délire que tout ça, pensez-vous ... Pas si sûr, car finalement, comme toujours, c'est sur Terre que retomberont les résultats de ces recherches complexes et coûteuses destinées à l'origine à faciliter la vie d'une poignée de privilégiés triés sur le volet. En permettant d'aller plus loin dans la compréhension des mécanismes qui président au sommeil et en aboutissant à la mise au point de méthodes de traitement et de prévention, c'est chaque joyeux contribuable que la recherche spatiale sur le sommeil aidera à mieux dormir !

En résumé

Mal dormir n'est pas une fatalité à laquelle il faut se résigner après avoir tout essayé. Il est possible aujourd'hui de diagnostiquer et de traiter tous les troubles du sommeil. Il existe en France, dans chaque région, des centres spécialisés dans la prise en charge de ces problèmes. Parlez-en à votre médecin traitant qui, le cas échéant, vous orientera pour que vous puissiez bénéficier d'un examen du sommeil.

4

Chapitre IV

Les apnées obstructives du sommeil

On appelle apnée une pause respiratoire qui dure plus d'une dizaine de secondes. Cette apnée peut être volontaire quand le sujet est réveillé et conscient ; c'est ce qui se passe quand on retient son souffle pour plonger au fond de la piscine par exemple. Quelquefois, des apnées peuvent se produire involontairement, au cours du sommeil, lors d'une anesthésie, ou encore lorsque la personne est dans le coma. Les apnées involontaires peuvent être dues à un défaut de la commande de la respiration ; les mouvements respiratoires cessent, car le système nerveux n'envoie plus l'ordre aux muscles respiratoires de se contracter. Ces apnées sont dites « centrales ». Dans d'autres circonstances, l'apnée est produite par un blocage de la circulation de l'air dans les voies respiratoires à cause d'un obstacle situé au niveau du pharynx, c'est-à-dire l'arrière-gorge, là où se trouvent la luette et les amygdales. Dans ce cas, l'air ne passe plus, mais les efforts respiratoires persistent : on parle alors d'apnée obstructive.

Les apnées du sommeil sont essentiellement des apnées de type obstructif, avec parfois un composante centrale. Leur survenue la nuit est banale tant qu'elles restent épisodiques et ne durent pas plus de quelques secondes. Mais dans certains cas, des apnées prolongées se multiplient au cours du sommeil. On entre alors dans le cadre de la pathologie, et l'on parle dans ce cas de **syndrome des apnées obstructives du sommeil** (SAOS). Ces apnées prolongées et répétées vont être lourdes de conséquences. La première, immédiate, est d'entraîner une perturbation considérable du sommeil ; c'est pourquoi le SAOS fait partie des troubles du sommeil. D'autres conséquences vont se produire à plus long terme, à cause du déficit d'oxygénation consécutif aux pauses respiratoires nocturnes ; il s'agit de troubles cardio-vasculaires et respiratoires.

C'est Charles Dickens qui a contribué à rendre célèbre cette maladie dans le monde entier grâce à son livre *Les Aventures de M. Pickwick* paru en 1837. L'un de ses personnages, Joe le gros lard, est un obèse rougeaud qui passe son temps à ronfler et à dormir tout au long de la journée. C'est pour rendre hommage au grand romancier britannique que l'on baptisera plus tard « syndrome de Pickwick » un ensemble de symptômes associant chez une même personne une obésité, une insuffisance respiratoire, des troubles cardio-vasculaires et des accès de sommeil pendant la journée. En 1966, la découverte de l'existence d'apnées du sommeil répétées chez ces patients vient compléter le tableau. Mais on sait aujourd'hui que ces syndromes de Pickwick ne représentent qu'une forme extrême du SAOS, puisque, vers le milieu des années 1970, on découvre que ces apnées peuvent survenir chez des patients n'ayant pas du tout le profil physique décrit par Charles Dickens.

Il apparaît alors que le SAOS est une pathologie extrêmement fréquente, concernant 5 % des hommes et 2 % des femmes dans la population. Sa fréquence est maximale entre 50 et 70 ans. Avant 65 ans, ce sont surtout les hommes qui sont touchés, tandis qu'ensuite, la parité s'installe. Il est à l'origine de plus de la moitié des consultations dans les centres du sommeil pour somnolence diurne. Ce syndrome est donc l'un des troubles du sommeil les plus fréquemment rencontrés.

• Entrave à la libre circulation de l'air

Respirer n'est pas aussi simple qu'il n'y paraît à première vue. Le but de l'opération est de faire parvenir l'air frais jusqu'au fond de nos poumons, où se produisent des échanges gazeux avec le sang. Celui-ci se charge en oxygène et se débarrasse de son gaz carbonique, qui doit être à son tour évacué vers l'extérieur. Pour que ces mouvements d'air puissent se produire normalement, il faut d'abord un ordre nerveux donné par le cerveau, le chef d'orchestre de toutes nos fonctions physiologiques. Et il faut aussi des acteurs, qui vont exécuter ces ordres. Les poumons sont incapables de se remplir et de se vider par eux-mêmes. Comme la poche d'un soufflet, ils doivent être actionnés ; c'est le travail des muscles respiratoires, du diaphragme et de tout un ensemble de muscles thoraciques. Lors de l'inspiration, tous ces muscles se contractent, ce qui a pour effet de dilater la cage thoracique ainsi que les poumons qui s'y trouvent attachés, et d'y aspirer littéralement l'air ambiant qui s'y engouffre. L'inspiration est donc un phénomène actif. L'expiration, en revanche, se produit de manière passive, grâce au relâchement des muscles respiratoires. La cage thoracique revient alors à sa position d'équilibre en chassant l'air qui s'y trouve. Cette alternance contraction/relâchement des muscles respiratoires, et par conséquent la séquence inspiration/expiration, se produit normalement au repos une vingtaine de fois par minute. La fréquence respiratoire s'accélère automatiquement lors des efforts, quand le besoin d'approvisionnement en oxygène augmente.

Pour aller et venir, l'air emprunte un cheminement bien précis qui le canalise depuis nos narines jusqu'au fond de nos alvéoles pulmonaires et vice versa. Il traverse ainsi successivement un certain nombre de structures : fosses nasales, pharynx, larynx, trachée, bronches et bronchioles. Tout au long de son trajet, l'air peut être entravé dans sa progression si le calibre des voies aériennes se rétrécit ou si elles sont obstruées. Si l'obstacle se trouve au niveau des fosses nasales, par exemple en cas de rhume quand la muqueuse est très œdématiée, pas de problème : il suffit de respirer par la bouche. L'affaire se complique grandement quand l'obstacle siège plus bas. Elle peut même tourner franchement au drame quand le seul passage pour l'air devient impraticable, au niveau du larynx ou de la trachée. Un corps étranger inhalé par inadvertance qui se coince dans ces lieux stratégiques, et c'est la vie qui peut être menacée !

Dans les apnées obstructives du sommeil, l'obstacle au passage de l'air se situe au niveau du pharynx, le carrefour entre les fosses nasales et la cavité buccale. Cet endroit représente pour l'air inspiré un véritable goulet d'étranglement physiologique, un peu comme un boulevard qui passerait brutalement de six à deux voies. En outre, ce véritable entonnoir est formé de parois musculaires qui ne sont rigidifiées par aucune structure osseuse et qui sont recouvertes de muqueuses. Son calibre est normalement suffisant pour assurer sans problème le libre passage de l'air, mais dans un certain nombre de circonstances il se rétrécit, voire se ferme complètement au moment de l'inspiration. Chez certaines personnes, la morphologie de l'entonnoir pharyngé n'est pas normale, par exemple si le cou est trop court, les mâchoires inférieures insuffisamment développées ou la langue trop grosse. Chez d'autres, ce sont les parois qui sont trop épaissies et pas suffisamment élastiques, en cas d'obésité ou d'inflammation chronique du pharynx. Quand le sujet est conscient, des mécanismes compensateurs permettent néanmoins à l'air de circuler sans problème. Dans les parois pharyngées, des muscles dilatateurs se contractent au moment de l'inspiration, pour maintenir ouvert l'entonnoir qui a naturellement tendance à s'effondrer sur lui-même au moment où l'air va s'engouffrer dans les poumons. Ce dispositif suffit pour compenser toute diminution de calibre du pharynx, quelle qu'en soit l'origine. Or rappelez-vous, le sommeil est caractérisé par une diminution générale du tonus musculaire. Et les muscles pharyngés, comme les autres, sont en état de relâchement lorsque nous dormons. On perd ainsi du même coup les bénéfices de ce système compensateur. C'est alors que l'apnée survient, pendant le sommeil, au moment de l'inspiration qui se poursuit néanmoins, même si l'air ne peut pas franchir l'obstacle… jusqu'au moment où ce dernier finit par céder, parfois dix ou vingt secondes plus tard ! Le phénomène peut se reproduire jusqu'à plus d'une centaine de fois par nuit dans les cas extrêmes ; quand le passage de l'air n'est pas totalement interrompu, il peut être fortement réduit : on parle alors d'hypopnée. Ces problèmes respiratoires nocturnes entraînent une fatigue considérable, non seulement à cause des efforts qu'ils demandent, mais aussi de l'allégement du sommeil, voire des micro-éveils qu'ils provoquent. La répétition de ces phénomènes tout au long de la nuit aboutit en fait à une désorganisation totale de l'architecture du sommeil, avec une diminution nette, voire une quasi-disparition du sommeil lent profond et parfois du sommeil paradoxal, avec un sommeil lent léger qui va prédominer pendant la majeure partie du temps.

Nous ne sommes pas tous égaux devant le SAOS. Certaines conditions le favorisent, qu'il s'agisse de facteurs anatomiques comme certaines conformations des voies aériennes supérieures ou de causes acquises tels l'obésité, la consommation d'alcool, le tabagisme, la consommation de certains types de somnifères comme les benzodiazépines et certaines anomalies de la sphère ORL, telle l'obstruction nasale. Certains avancent aussi l'hypothèse d'une origine génétique, mais rien de précis n'a vraiment été mis en évidence dans ce domaine, si ce n'est une certaine tendance à être apnéique de père en fils dans certaines familles.

• Un ronfleur qui s'endort dans la journée

La première manifestation du SAOS est donc un sommeil de mauvaise qualité et la première plainte va porter sur une somnolence accrue pendant la journée. C'est d'ailleurs souvent ce qui va pousser le patient à consulter, car cette somnolence peut devenir très importante, s'accompagner d'endormissements à répétition auxquels il devient impossible de résister. Ces endormissements se produisent aux moments où la vigilance tend naturellement à diminuer dans la journée, après les repas notamment. Et puis ils finissent par s'imposer aussitôt que le patient n'est plus stimulé et se trouve dans des conditions propices : assis dans un fauteuil en train de lire ou de regarder la télévision, d'accomplir une tâche répétitive, ou tout simplement en train de conduire…
Outre cette somnolence excessive, ces perturbations du sommeil vont aussi se traduire le matin par l'impression d'être fatigué, de ne pas s'être reposé malgré une nuit qui paraît satisfaisante. Le plus souvent, le patient ne garde aucun souvenir de ses multiples réveils au cours de la nuit. Parfois, il a le sentiment d'un sommeil haché, agité, de s'être réveillé plusieurs fois au cours de la nuit, et quelquefois en sueur. Parfois encore, le réveil s'accompagne de maux de têtes qui peuvent persister une partie de la matinée. Et une bonne proportion de patients, surtout des hommes, souffre également d'une diminution du désir sexuel, de troubles de l'humeur et d'une baisse des performances intellectuelles qui sont la conséquence directe de la privation de sommeil.

Tout cela va finir par détériorer considérablement la qualité de vie de ces personnes. Les perturbations de la vie sociale et professionnelle sont aussi très importantes, et le risque d'accident est deux à trois fois plus élevé chez ceux qui souffrent de SAOS que dans la population générale.

Les autres manifestations de la maladie, ce sont surtout ceux qui partagent les nuits des apnéiques qui s'en plaignent ou s'en inquiètent. À commencer par les ronflements qui sont, avec les apnées, la marque du SAOS. 70 à 95 % des patients souffrant d'apnées obstructives du sommeil sont des ronfleurs. Les bruits sont caractéristiques de la maladie : ils sont émis par la vibration des parties molles qui forment le pharynx sous l'effet des turbulences de l'air inspiré qui tente de se frayer un chemin. Leur intensité sonore augmente progressivement jusqu'au moment où le son s'interrompt pendant plusieurs secondes, ce qui signe l'apnée, pour exploser violemment à nouveau, plus fort que jamais, lorsque la respiration reprend enfin. Décidément, la vie de conjoint d'apnéique n'est pas de tout repos, oscillant invariablement chaque nuit entre irritation extrême et inquiétude. Car c'est le même scénario qui se répète sans cesse : le voisin de lit est réveillé par les ronflements, mais c'est alors pour entendre avec angoisse l'autre cesser de respirer pendant de longues minutes et attendre à chaque pause la reprise de sa respiration.

Contrairement à ce que l'on pourrait penser, l'ensemble de ces symptômes ne conduit pas forcément d'emblée à demander l'avis d'un spécialiste du sommeil. D'abord parce que bon nombre de gens qui souffrent de SAOS vivent cela depuis de nombreuses années et finissent par considérer leur état comme le résultat d'une fatalité. Ils se sont peu à peu habitués, malgré eux, à leurs symptômes et bien souvent, c'est justement sous l'impulsion du conjoint qui n'en peut plus ou qui a lu un article sur le sujet que la personne atteinte va se décider à consulter.

Or la prise en charge de cette maladie est d'une importance capitale. D'abord parce que des traitements existent et qu'ils permettent d'améliorer notablement la qualité de vie des patients. Ensuite parce qu'en l'absence de traitement vont s'installer des conséquences extrêmement graves à moyen et long termes !

• Une vraie bombe à retardement

Le syndrome des apnées du sommeil ne retentit pas uniquement sur le sommeil en général et la qualité de vie. C'est aussi une maladie qui peut être mortelle. Certaines études réalisées chez un grand nombre de personnes ont montré que les patients ayant un SAOS avaient une mortalité nettement plus élevée que la moyenne des gens de leur âge non apnéiques. Cette augmentation de la mortalité n'est peut-être pas uniquement en lien direct avec le SAOS, car elle peut aussi être attribuée aux facteurs qui prédisposent à la maladie, comme l'obésité, l'alcoolisme ou le tabagisme. Néanmoins, les personnes souffrant de SAOS ont un risque d'hypertension artérielle multiplié par deux, un risque d'insuffisance coronarienne (angine de poitrine, angor instable et infarctus) trois fois plus élevé et un risque d'accidents vasculaires cérébraux quatre fois plus important.

En effet, quand on cesse de respirer la nuit, c'est aussi le système cardio-vasculaire qui en pâtit !
Dans le SAOS, les apnées répétées vont provoquer une véritable asphyxie chronique au cours de la nuit. Cela veut dire que le taux en oxygène du sang va diminuer (on parle d'hypoxie) et qu'à l'inverse, la teneur en gaz carbonique va sensiblement augmenter (on parle d'hypercapnie). Ces deux états constituent des stimuli chimiques qui influencent à la fois la fréquence cardiaque et la fréquence respiratoire, et auxquels viennent s'ajouter les variations de volume pulmonaire et de pression à l'intérieur du thorax ainsi que les micro-éveils liés aux apnées. Tout cela induit des oscillations permanentes de la fréquence et du débit cardiaques, et de la pression artérielle. Il en résulte aussi une diminution du flux sanguin cérébral pendant des périodes prolongées, dont l'importance est proportionnelle à la longueur des apnées. Ces variations brutales des paramètres hémodynamiques rendent le patient apnéique plus vulnérable à la survenue d'accidents cardio-vasculaires au cours de son sommeil, qu'il s'agisse d'accidents vasculaires cérébraux ou d'infarctus du myocarde.
À long terme, il est désormais prouvé que le SAOS provoquera chez un patient sur deux une hypertension artérielle permanente par le biais de mécanismes complexes qui n'ont d'ailleurs pas été

entièrement élucidés. Cette condition constitue à elle seule un important facteur de risque de survenue d'accidents cardio-vasculaires venant s'ajouter à ceux déjà décrits.
Et comme si tous ces malheurs ne suffisaient pas, le SAOS retentit aussi à long terme sur la fonction respiratoire et peut faciliter l'apparition d'une insuffisance respiratoire chronique, surtout en cas d'obésité associée.

FAIRE BAISSER LA PRESSION !

Une pression artérielle trop élevée abîme la paroi des artères et favorise le développement des lésions d'athérosclérose.
L'hypertension artérielle endommage aussi le cœur lui-même, car il est obligé de fournir des efforts supplémentaires pour faire circuler le sang dans l'organisme. Associée aux conséquences d'une maladie coronaire, l'hypertension artérielle peut aboutir au développement précoce d'une insuffisance cardiaque.
Il n'existe pas d'hypertension artérielle bénigne. Toute augmentation de la pression artérielle, même minime, entraîne des effets néfastes pour l'organisme.
La pression artérielle doit être inférieure à :
- 140 millimètres de mercure pour la pression artérielle systolique.
- 90 millimètres de mercure pour la pression artérielle diastolique.

Dès qu'une hypertension artérielle est diagnostiquée, elle doit être prise en charge médicalement pour que les chiffres de pression artérielle reviennent dans les limites de la normale.
Normaliser la pression artérielle est un objectif qu'il est toujours possible d'atteindre. Les traitements de l'hypertension artérielle ont fait de grands progrès au cours des dix dernières années. Il existe aujourd'hui de nombreuses classes de médicaments, efficaces et le plus souvent bien tolérées, qui peuvent se combiner entre elles.
Les deux clés du succès d'un traitement antihypertenseur sont :
- une bonne coopération entre le patient et son médecin ;
- un respect scrupuleux de la prescription médicale.

Vous l'avez compris, le syndrome des apnées du sommeil n'est pas juste une question d'inconfort. Toutes ses conséquences, à plus ou moins brève échéance, en font une véritable bombe à retardement qui doit être désamorcée le plus rapidement possible. C'est pourquoi si vous savez que vous êtes ronfleur, si vous vous sentez anormalement fatigué le matin quand vous vous réveillez ou si vous êtes depuis longtemps somnolent au cours de la journée, alors vous pourriez bien, vous aussi, souffrir d'apnées obstructives du sommeil. Dans ce cas, n'hésitez pas : une consultation dans un centre du sommeil vous permettra d'en avoir le cœur net et de bénéficier d'un traitement adapté.

• La chasse aux facteurs de risque

La première étape, quand on souffre d'apnées du sommeil, c'est d'intervenir sur les facteurs qui favorisent l'obstruction des voies aériennes supérieures au cours du sommeil. Parfois, dans les cas les moins sévères, le simple fait de ne pas dormir à plat dos suffit à améliorer la situation. Par ailleurs, nous l'avons vu, le surpoids, la consommation de boissons alcoolisées, le tabac, les somnifères, sont autant d'éléments qui interviennent dans la genèse des apnées du sommeil. Leur correction fait donc partie intégrante du traitement. La perte de poids est un élément particulièrement important à considérer, car l'obésité, tout en favorisant les apnées du sommeil, est à elle seule un facteur de risque cardio-vasculaire. Être obèse ou en surpoids et souffrir d'apnées du sommeil sont deux bonnes raisons d'avoir une hypertension artérielle... et de mourir prématurément d'un accident cardiaque ou vasculaire cérébral ! N'hésitez donc pas à prendre le taureau par les cornes si vous êtes concerné : prenez rendez-vous avec une diététicienne et inscrivez-vous dans une salle de gym...

LA CHASSE AUX KILOS SUPERFLUS

La recherche d'un poids satisfaisant est un objectif prioritaire chez les patients atteints de syndrome d'apnées obstructives du sommeil. En outre, chez toutes les personnes qui ont des kilos en trop, l'amaigrissement contribue pleinement à lutter contre les facteurs de risques cardio-vasculaires majeurs, c'est-à-dire :

- à rétablir une pression artérielle normale ;
- à faire disparaître le diabète de type 2 ;
- à rétablir des taux acceptables de graisse dans le sang.

Perdre les kilos superflus permet en outre de diminuer le risque de voir apparaître les autres maladies liées à l'obésité.

À PARTIR DE QUAND DOIT-ON PARLER D'OBÉSITÉ ?

L'obésité est une augmentation de la masse grasse dans des proportions qui nuisent à la santé.
On dispose aujourd'hui de méthodes sophistiquées qui permettent de mesurer assez précisément la quantité de graisse présente dans le corps. Ces méthodes coûteuses et compliquées sont réservées à la recherche. Dans la pratique médicale courante, on utilise des méthodes d'évaluation beaucoup plus simples. Leur précision est inférieure aux méthodes de laboratoire, mais des mesures réalisées chez un très grand nombre de personnes ont permis de corréler leurs résultats aux risques encourus.

L'indice de masse corporelle, ou IMC :
On utilise aussi souvent le terme anglais BMI pour *Body Mass Index*.
L'IMC est un nombre qui relie mathématiquement la taille et le poids d'un individu. L'IMC est fourni par une formule simple :

$$\text{IMC (Kg/m}^2\text{)} = \frac{\text{Poids (en kilos)}}{\text{Taille (en m)}^2}$$

Dans quelle catégorie vous situez-vous ?

L'IMC idéal se situe autour de 22.

SURPOIDS :	Homme : IMC de 25 à 30 Femme : IMC de 23 à 25
OBÉSITÉ :	Homme : IMC de 30 à 40 Femme : IMC de 25 à 38
OBÉSITÉ MAJEURE :	Homme : IMC > 40 Femme : IMC > 38

La mesure du tour de taille

Le tissu graisseux n'est pas réparti uniformément dans notre corps. Les cellules graisseuses situées autour de la taille sont les plus actives. Les études ont permis de démontrer que la quantité de graisse autour de l'abdomen représentait un indice du risque lié à l'obésité.

En mesurant votre tour de taille, debout, les bras au repos de chaque côté du corps, on peut évaluer s'il existe une obésite abdominale et donc un risque accru.

- *Pour un homme :* tour de taille supérieur à 100 cm ou rapport taille/hanche de 0,9.
- *Pour une femme :* tour de taille supérieur à 90 cm ou rapport taille/hanche de 0,8.

L'obésité : un risque, mais pas seulement pour les artères

L'obésité est un facteur de risque majeur, souvent associé aux maladies cardio-vasculaires, mais également au diabète de type 2, à l'arthrose, à certains cancers, aux troubles respiratoires, au reflux gastro-œsophagien, à l'incontinence urinaire, aux calculs biliaires. Les études réalisées à très grande échelle montrent par ailleurs que l'espérance de vie des personnes obèses est notablement réduite.

• Vaincre l'obstacle

Faire parvenir l'air inspiré au fond des poumons malgré l'obstacle pharyngé, c'est l'objectif du traitement, qu'il soit médical ou chirurgical.

Actuellement, la méthode de traitement proposée à une majorité de patients est **la pression positive continue** (PPC). Elle repose sur un principe simple : comme l'air a du mal à franchir le pharynx en raison de l'obstacle qu'il forme, on l'aide en le mettant sous pression. Cette pression positive, supérieure à la pression atmosphérique, empêche la fermeture des voies aériennes supérieures lors de l'inspiration et, par conséquent, l'apparition des apnées pendant le sommeil. Le dispositif est simple : un petit compresseur électrique qui sert en même temps d'humidificateur, relié à un masque porté par le patient pendant son sommeil.
Le degré de pression est réglé afin d'être efficace à tous les stades du sommeil et quelle que soit la position du dormeur, même quand il se trouve sur le dos.
Cette méthode donne d'excellents résultats. Dès les premières nuits, le patient trouve un réel bénéfice et va se réveiller avec la sensation inhabituelle pour lui d'être reposé. La somnolence diurne diminue notablement, ce qui reflète l'amélioration de la qualité du sommeil nocturne avec une augmentation significative des périodes de sommeil lent profond et de sommeil paradoxal. Grâce à la PPC, il est possible de restaurer durablement l'architecture normale du sommeil. Les études en centre du sommeil confirment l'amélioration significative par rapport à l'état initial, directement observable par le test itératif de latence à l'endormissement ou le test de maintien de l'éveil, que l'on peut obtenir avec cette méthode. À long terme, la PPC permet d'améliorer les chiffres de pression artérielle et de réduire la mortalité.
L'amélioration de la qualité de vie obtenue est à mettre en balance avec les contraintes de ce traitement. Car dormir ainsi équipé toutes les nuits ne va pas forcément de soi. Il y a le bruit généré par le compresseur, l'irritation possible de la peau liée au port du masque, et l'effet asséchant pour les muqueuses de l'air comprimé. Autant d'inconvénients difficiles à supporter pour certains, qui hésitent parfois à poursuivre ce traitement. Au final, les avantages dépassent

de très loin les désagréments générés par la PPC, d'autant que la technique continue de s'améliorer, grâce à des compresseurs de plus en plus petits et silencieux.

RIEN DE TEL QU'UN VOYAGE EN APESANTEUR

Si les astronautes dorment globalement moins bien dans l'espace que dans leur lit, la microgravité pourrait bien avoir des effets intéressants chez ceux qui souffrent d'apnées du sommeil. Des scientifiques de l'université de San Diego, du Brigham and Women's Hospital, de la Harvard Medical School et de la NASA ont étudié les nuits de cinq astronautes avant, pendant et après un vol spatial pour vérifier les effets de l'apesanteur sur le phénomène des apnées du sommeil. Ils ont pu ainsi montrer que l'apesanteur permettait d'obtenir une réduction de 55 % de l'index d'apnées-hypopnées (IAH), le critère principal permettant de quantifier ce trouble du sommeil lié à des problèmes respiratoires. En outre, dans l'espace, les ronflements disparaissent presque totalement, ce qui est aussi après tout une bonne nouvelle pour les autres membres d'équipage, vu l'exiguïté des locaux dont ils disposent. Il ne s'agit là bien sûr que d'une petite étude, mais qui permet de faire ressortir les effets de l'attraction terrestre sur le système respiratoire et les troubles qu'elle peut générer. « C'est la première fois que l'on met en évidence le rôle essentiel de la gravitation sur la genèse des apnées, des hypopnées et des ronflements », concluent les auteurs.

Autre moyen pour vaincre l'obstacle au passage de l'air, et plus radical cette fois : la chirurgie. Dans ce cas, les possibilités techniques vont dépendre de la présence ou de l'absence de site obstructif bien individualisé.

Quand il n'existe pas d'obstacle parfaitement identifié dans le pharynx, le chirurgien va tenter d'élargir le passage en diminuant le volume des tissus mous du pharynx ou en modifiant sa configuration anatomique. Certaines interventions lourdes et complexes consistent ainsi à réaliser une véritable plastie du pharynx en enlevant la luette et les amygdales, en réduisant le voile du palais. D'autres interventions maxillo-faciales visent à déporter la mâchoire inférieure vers l'avant, ce qui a pour effet de déplacer la base de la langue dans la même direction et d'agrandir le diamètre du pharynx. Ces interventions chirurgicales ont un taux de succès qui varie en fonction de la gravité du SAOS, mais qui est dans tous les cas en général inférieur à celui de la PPC.

Un autre type d'intervention, beaucoup plus légère, consiste à réduire la taille du voile du palais par le laser. C'est une technique peu coûteuse qui ne nécessite pas d'hospitalisation mais qui est surtout proposée dans le traitement des ronflements et qui ne permet pas un élargissement suffisant du pharynx dans les cas de SAOS important.

Enfin, à côté des interventions portant sur le pharynx, il y a celles qui permettent de rétablir la perméabilité des fosses nasales, en enlevant les éventuels polypes, en redressant les cloisons nasales déformées et en retirant les cornets hypertrophiés.

Parfois, l'obstruction pharyngée est due à un obstacle bien identifié, comme une tumeur ou une malformation ou encore les séquelles d'un traumatisme facial, que la chirurgie va s'employer à corriger spécifiquement.

Enfin, à côté de la PPC et de la chirurgie, il existe aussi des dispositifs mécaniques que l'on porte en dormant à l'intérieur de la bouche et qui permettent d'élargir les voies aériennes supérieures pendant le sommeil. Cela peut ressembler à un instrument de torture, mais il s'agit ici d'avancer de quelques millimètres la mâchoire inférieure et de la fixer dans cette position ou de tirer sur la langue de l'apnéique pendant son sommeil. Ces dispositifs peuvent donner de bons résultats, mais leur tolérance étant médiocre, ils sont souvent abandonnés rapidement par les patients.

Bien entendu, le choix d'un traitement dépend de la gravité des symptômes et des éventuelles causes que l'on a pu identifier. Ce choix ne sera envisagé par le spécialiste qu'après un bilan complet de votre sommeil et de votre sphère ORL. Actuellement, c'est la PPC qui est le plus souvent proposée aux patients. C'est assurément elle qui présente, et de loin, le meilleur rapport tolérance/efficacité.

Attention

Les apnées obstructives du sommeil fort partie des incapacités physiques incompatibles avec l'obtention ou le maintien du permis de conduire. Voir annexes p. 168 Le sommeil, la loi et la conduite automobile.

En résumé

Les apnées obstructives du sommeil sont des pauses respiratoires qui se produisent parfois plusieurs centaines de fois par nuit, ce qui entraîne une asphyxie et une désorganisation du sommeil. Ce problème fréquent se produit volontiers chez des personnes en surpoids et qui ronflent la nuit. Outre la fatigue et la somnolence extrême qu'il provoque, le syndrome des apnées du sommeil se traduit aussi par une hypertension artérielle et un risque d'accident cardio-vasculaire élevé. Le traitement consiste d'abord à perdre du poids quand cela est nécessaire, à s'abstenir de consommer de l'alcool ou des somnifères, qui ne font qu'aggraver le phénomène. Actuellement, le traitement le plus répandu consiste à demander au patient de porter un masque pendant la nuit, grâce auquel il respire un air légèrement comprimé.

CHAPITRE V

Les dérèglements du rythme veille-sommeil

Après le syndrome des apnées du sommeil, les dérèglements des rythmes endogènes sont une cause fréquente de troubles, qui se manifestent la nuit par des insomnies et le jour par une somnolence anormale.

Comme nous l'avons vu au premier chapitre de ce livre, l'alternance des périodes de veille et de sommeil se reproduit toutes les vingt-quatre heures. Ce rythme dépend d'une horloge biologique interne qui possède son rythme propre et qui est « synchronisée » en permanence par des « marqueurs de temps » qui agissent sur notre cerveau. Ce sont toutes nos activités périodiques et régulières, comme les repas, le travail, le repos et surtout l'alternance du jour et de l'obscurité, laquelle influence grandement nos rythmes biologiques. Le bon fonctionnement de ce système nous garantit une vie sociale normale. Nous nous réveillons le matin quand le jour commence, nous menons notre journée avec plus ou moins d'entrain, non sans ressentir un petit « coup de pompe » bien naturel en début d'après-midi et puis, une fois la nuit tombée, après nous être démené sans compter, une délicieuse torpeur nous envahit, nous indiquant qu'il est temps d'aller faire dodo. Et le lendemain, tout recommence.

Ce bel enchaînement peut très bien se dérégler, quand les « marqueurs de temps » sont devenus fous, du moins pour notre cerveau... Résultat, on a envie de dormir quand il ne le faudrait pas, et on ne

peut pas fermer l'œil au moment où on l'a décidé. Un décalage horaire important, des horaires de travail de nuit, une hygiène de vie laissant à désirer, et nos rythmes internes deviennent incapables de faire la différence entre le jour et la nuit.
À côté de ces circonstances bien connues et dont nous avons déjà parlé, il existe des dérèglements propres aux rythmes biologiques qui vont entraîner des troubles chroniques du sommeil. On parle alors d'avance ou de retard de phase…

• Quand le sommeil n'est plus en phase

Le syndrome d'avance de phase concerne plus particulièrement les personnes âgées. Plus on vieillit et plus l'architecture du sommeil se modifie. Il devient plus difficile à maintenir tout au long de la nuit, ce qui se traduit par de nombreux épisodes de réveils, notamment lors des transitions entre les différentes périodes du sommeil. Une personne âgée va donc souffrir d'éveils plus longs et qui vont se multiplier, surtout en seconde partie de nuit. Les phases de sommeil profond diminuent tandis que le sommeil paradoxal est lui aussi perturbé, entrecoupé de nombreux réveils. Il résulte de tout cela une diminution notable de l'efficacité du sommeil, une sensation de fatigue persistante et une somnolence accrue pendant la journée. Tout cela incite les personnes âgées à se coucher très tôt. Elles n'ont en effet aucun mal à s'endormir, leur température corporelle baisse beaucoup plus tôt que celle d'un sujet plus jeune, mais elles vont se réveiller au beau milieu de la nuit, n'ayant plus rien d'autre à faire que d'attendre que le jour se lève pour commencer leurs activités. L'heure de déclenchement du sommeil s'avance donc petit à petit par rapport à l'horaire souhaité, avec une somnolence à laquelle il devient impossible de résister le soir.

Le syndrome de retard de phase, à l'inverse, concernerait plus volontiers les jeunes chez qui l'envie de dormir a tendance à survenir très tardivement. Ce décalage est généralement à mettre au compte d'un style de vie « nocturne » qui s'installe à l'occasion de vacances, par exemple, quand on peut se permettre de se coucher à 3 ou 4 heures du matin et de ne se lever que vers 12 ou 13 heures… Une fois que le pli est pris, il devient difficile de revenir en arrière. La reprise du travail — et donc d'horaires « normaux » — va se faire dans la douleur. Alors que le retard de phase qui s'est installé ne permet plus de bénéficier d'un endormissement en milieu de soirée, il est en revanche impossible dans la plupart des cas de retarder l'heure du lever. Il en résulte une privation de sommeil importante, d'autant que ces jeunes en ont un besoin accru par rapport aux adultes plus âgés. Ce manque va se traduire par un cortège de manifestations, des troubles de l'humeur oscillant entre dépression et irritabilité, à la baisse des performances intellectuelles pouvant aller jusqu'à l'échec scolaire.

Les autres dérèglements du rythme veille-sommeil sont plus rares. Ils sont en général liés à une pathologie lourde comme la maladie d'Alzheimer, ou à des raisons encore mystérieuses, comme chez certains sujets totalement insensibles aux synchroniseurs externes et incapables de maintenir un sommeil stable par rapport au rythme de vingt-quatre heures.

Ces troubles du sommeil liés à une mauvaise synchronisation des rythmes biologiques sont en général dépistés grâce à l'agenda du sommeil et à l'actimétrie. En centre du sommeil, des examens plus poussés peuvent être réalisés grâce à la polysomnographie, comme le monitorage de la température corporelle ou des dosages hormonaux sanguins répétés pendant le sommeil, qui permettent d'obtenir un profil le plus exact possible des rythmes biologiques du patient, ce qui servira à proposer un traitement efficace. Le principe de ce traitement est extrêmement simple : il s'agit de recaler le sommeil pour qu'il s'harmonise avec les activités sociales du patient et lui permette de recouvrer sa qualité de vie. Dans les problèmes d'avances de phase, il faudra retarder l'apparition du sommeil, tandis que, dans les retards de phase, il faudra l'avancer.

• Que la lumière soit !

À l'inverse de la chauve-souris, l'homme est un mammifère diurne, génétiquement programmé pour mener ses activités le jour et dormir quand il fait noir. C'est ce qui a façonné sa vie sociale depuis… la nuit des temps ! La lumière, qu'elle soit naturelle ou artificielle (sous certaines conditions, que nous verrons plus loin), a donc le pouvoir d'influencer notre cerveau en le stimulant. La lumière est un flux de photons qui pénètre dans notre œil et va frapper la rétine qui en tapisse le fond. Celle-ci est constituée de cônes et de bâtonnets, des millions de capteurs photoélectriques juxtaposés qui transforment la lumière en un signal électrique spécifique acheminé le long de fibres nerveuses vers les aires visuelles situées à l'extrême périphérie du cerveau, dans le cortex, où le message sera décodé, interprété en une image cohérente conforme à la réalité de départ. Chemin faisant, le message électrique va transiter par un certain nombre de relais situés au cœur du cerveau. L'un d'entre eux est formé par un amas de neurones spécialisés portant le doux nom de « noyau suprachiasmatique », les anatomistes l'ayant ainsi baptisé parce qu'il est approximativement localisé au-dessus du chiasma, le croisement des deux nerfs optiques, droit et gauche. Ce noyau particulier a été identifié comme celui qui jouerait un rôle essentiel dans la gestion de nos rythmes biologiques. C'est là le siège de cette fameuse « horloge » qui va imprimer un caractère cyclique à une foule de nos fonctions physiologiques, comme la vigilance et le déclenchement du sommeil, la régulation de certaines sécrétions hormonales ou de la température du corps. Cette horloge pilote nos rythmes selon une période qui lui est propre, entre vingt-quatre heures et demie et vingt-cinq heures, comme l'ont prouvé les expériences d'isolement, où des expérimentateurs ont vécu pendant un certain nombre de semaines en étant privés de toute référence temporelle, et surtout de l'alternance jour-nuit. C'est donc la lumière du jour et les signaux nerveux qu'elle engendre par le biais de la rétine qui stimulent le noyau suprachiasmatique. Cette stimulation vient affiner son rythme pour le caler sur une période de vingt-quatre heures et faire en sorte que les minima et les maxima de ces grandes fonctions biologiques dont dépendent nos comportements soient en rapport avec l'alternance du jour et de la nuit.

• Lumière/mélatonine, le couple qui gère nos jours et nos nuits

On sait aujourd'hui que le noyau suprachiasmatique agit sur d'autres structures cérébrales pour en moduler l'activité, comme l'épiphyse, une petite glande qui sécrète une hormone propice au sommeil, la mélatonine. Cette sécrétion, qui intervient essentiellement la nuit, est bloquée par la lumière du jour. Et la mélatonine, en bonne hormone qu'elle est, vient à son tour influencer le noyau suprachiasmatique en modifiant sa périodicité. Ainsi, l'hiver, quand les nuits sont longues et les journées peu lumineuses, la mélatonine allonge la période du noyau suprachiasmatique. On a tendance à dormir davantage ; c'est en somme l'équivalent de l'hibernation observée chez certains mammifères. L'été au contraire, quand l'intensité lumineuse est plus élevée et les nuits plus courtes, la période de notre horloge interne est raccourcie. Cette caractéristique physiologique peut être tenue pour responsable d'un certain nombre de troubles sous nos latitudes lors de la saison froide. Au cours des mois d'hiver, le temps passé en intérieur augmente sensiblement et l'éclairement naturel n'est alors plus suffisant. Il peut en résulter certaines conséquences néfastes, comme des baisses de la vigilance et du dynamisme, voire, parfois, des tendances à la dépression. Ces problèmes sont particulièrement aigus dans les pays nordiques, où les nuits hivernales sont les plus longues.

• Photothérapie : la lumière pour traitement

Cette influence de la stimulation lumineuse sur l'alternance veille-sommeil a donné l'idée à certains d'utiliser la lumière pour modifier les rythmes biologiques. En fait, jusque dans les années 1980, les diverses tentatives qui ont été effectuées sont restées infructueuses, car les lampes utilisées pour ces expérimentations n'étaient pas suffisamment puissantes. En effet, le flux de photons délivré par la lumière du jour est sans commune mesure avec celui produit par des ampoules électriques, même de forte puissance. Ce n'est qu'avec la mise au point de lampes spéciales, capables de délivrer une lumière très intense, supérieure à 2 500 lux, que l'on a pu constater des effets positifs sur la synchronisation des rythmes biologiques. Il est désormais démontré que l'exposition suffisamment prolongée à une lumière de forte intensité est capable de décaler les phases de nos rythmes dans le sens d'une avance ou d'un retard, en fonction du moment de la journée auquel on s'y soumet. Ainsi, une exposition le matin ira dans le sens d'une avance de phase, c'est-à-dire que l'heure du déclenchement du sommeil sera avancée. À l'inverse, une exposition en soirée aura l'effet contraire et retardera la phase, donc l'envie de dormir.

Il est maintenant possible d'appliquer couramment ces principes au traitement des troubles du rythme veille-sommeil puisque sont désormais disponibles dans le commerce, des lampes spéciales capables de délivrer des intensités lumineuses allant de 2 500 à 10 000 lux (voir encadré ci-dessous). L'effet obtenu dépend de la quantité de lumière reçue par le cerveau : plus la quantité de lux délivrés par la lampe est importante, plus l'exposition peut être brève. Ainsi, une dose de 10 000 lux pendant trente minutes produit le même effet qu'une dose de 2 500 lux pendant deux heures.

DU SOLEIL EN BOÎTE

Aujourd'hui, de nombreuses firmes proposent des lampes de photothérapie que l'on peut acheter librement en pharmacie ou par correspondance sur Internet. Il s'agit de lampes qui émettent une intensité lumineuse importante, supérieure à 2 500 lux, et pouvant aller jusqu'à 10 000 lux. Deux types d'appareils sont utilisés. L'écran à poser devant soi permet de prendre son bain de lumière tout en lisant ou en travaillant à son bureau pendant la durée du traitement. Son inconvénient est lié à la distance qu'il faut respecter entre la lampe et l'œil, car l'intensité de l'éclairement décroît de manière exponentielle avec l'augmentation de cette distance. Si l'on veut ne pas être obligé d'être collé à l'écran, et par conséquent de ne pouvoir rien faire d'autre, il faut choisir des lampes assez puissantes, de 10 000 lux environ, qui permettront d'installer l'appareil à la distance raisonnable d'une trentaine de centimètres.

Un autre type d'appareil consiste en une visière dont le dessous est muni de la fameuse lampe. La distance à l'œil est ici constante et garantie. L'appareil est relié à une batterie rechargeable qui permet de « s'illuminer » tout en vaquant à ses occupations. Vous aurez ainsi une petite allure de golfeur cybernétique qui fera pâlir de jalousie les plus « branchés » de vos amis !

Une firme propose même des « simulateurs de lever et de coucher de soleil ». Il s'agit d'une nouvelle version du radio-réveil, en fait une lampe de photothérapie reliée à une horloge qui vous permet de programmer sur trente minutes une séquence d'augmentation ou de diminution progressive de l'intensité lumineuse. On peut simplement regretter que les constructeurs n'aient pas prévu un enregistrement de chant du coq pour accompagner ce « lever du soleil »...

Un dernier mot, plus sérieux. Si vous êtes tenté par l'achat d'un tel dispositif, parlez-en d'abord à votre médecin, qui s'assurera de l'absence de contre-indication et qui pourra peut-être découvrir une cause à vos problèmes que vous ne soupçonniez pas... Et si finalement vous franchissez le pas, optez pour du matériel homologué, vendu par une maison dont le sérieux ne fait pas de doute, et respectez scrupuleusement les conseils d'utilisation fournis par le constructeur.

- Dans les retards de phase, l'exposition à la lumière doit avoir lieu le matin au réveil. Imaginons un patient qui ne peut s'endormir avant 2 ou 3 heures du matin et qui se réveille spontanément en fin de matinée, vers 11 heures. Une dose de lumière de 8 000 lux est appliquée pendant trente ou quarante-cinq minutes durant trois ou quatre jours. Petit à petit, l'heure du réveil survient plus tôt et par paliers de trois ou quatre jours on avance régulièrement l'heure d'exposition : 10 heures, puis 9 heures, puis 8 heures, etc., jusqu'à obtenir un calage satisfaisant des heures de coucher et de lever, compatibles avec les activités sociales du sujet. Une autre méthode, plus drastique, consiste à s'exposer d'emblée tôt entre 6 et 7 heures le matin, pendant deux à trois semaines.

- Dans les avances de phase, chez le sujet âgé notamment, la photothérapie a également fait la preuve de son efficacité. L'exposition lumineuse doit avoir lieu le plus tard possible, au moment où l'envie d'aller se coucher se fait ressentir, en fin d'après-midi ou en début de soirée. Une dose de 8 000 à 10 000 lux pendant trente à quarante-cinq minutes aura pour effet de retarder le maximum de la courbe de température et donc l'heure de l'endormissement. Il a été démontré que ce genre de traitement permettait de réduire la durée des périodes d'éveil en seconde partie de nuit et d'améliorer la vigilance pendant la journée chez les personnes âgées souffrant d'insomnie. Dans une étude réalisée chez des sujets de plus de 70 ans, une séance de deux heures de photothérapie le soir permettait d'obtenir une heure de sommeil en plus, avec une proportion de sommeil profond plus importante.

- Dans les cas de difficultés à maintenir des phases de sommeil régulières, l'amplitude des rythmes biologiques peut être renforcée par l'exposition à une lumière intense au cours de la journée.

La photothérapie est généralement bien acceptée par les patients et ses modes d'administration sont bien supportés, grâce à des dispositifs pratiques qui permettent de rester actif pendant la durée de l'illumination (voir encadré p. 118). Bien évidemment, les lampes utilisées doivent être aux normes médicales et la lumière diffusée doit être exempte de rayonnements infrarouge et ultraviolet. Le seul effet indésirable connu à ce jour semble être un état d'excitation parfois constaté chez certains patients. On décrit aussi, mais rarement, des cas de maux de tête ou de fatigue oculaire passagers. Quoi qu'il en soit, il est recommandé de faire un bilan ophtalmologique avant le début du traitement, certaines maladies de la rétine pouvant être incompatibles avec la photothérapie.

• Les autres approches thérapeutiques

L'engouement que connaît, à juste titre, la photothérapie dans le traitement des troubles du sommeil liés aux dérèglements des rythmes biologiques ne doit pas faire oublier pour autant d'autres approches thérapeutiques pouvant être couronnées de succès dans ce genre de problèmes.

Dans les insomnies par avance de phase chez les patients âgés, on peut essayer une technique toute simple : **la restriction du temps passé au lit**. Elle repose sur le principe de base suivant : la qualité et la quantité du sommeil dépendent de la durée de la période d'éveil qui précède l'endormissement. Autrement dit, plus on a été debout et actif longtemps, plus on dort ! On demande donc au patient de limiter le temps qu'il passe dans son lit en retardant le plus possible l'heure de son coucher et en se levant plus tôt, dès que l'envie de dormir a totalement disparu. Cette technique est d'autant plus efficace qu'on lui adjoint pendant la journée un programme d'activité physique régulière adaptée à son état et que l'on incite le sujet à sortir de chez lui.

Chez les jeunes sujets victimes du syndrome de retard de phase, on peut proposer **la chronothérapie**, une technique qui consiste à décaler progressivement de plus en plus tard les horaires de sommeil, en faisant vivre ces personnes sur un rythme artificiel de vingt-sept heures pendant une semaine environ. Au bout de ce laps de temps, on parvient en général à obtenir que la période de sommeil soit recalée entre vingt-trois heures et sept heures. Il suffit ensuite de consolider ces horaires par un respect très rigoureux des heures de coucher et de lever pendant un mois et demi à deux mois. Une autre technique consiste à l'inverse à avancer l'heure du coucher de dix minutes tous les trois jours jusqu'à l'obtention du bon horaire.

Et puis, récemment, de nombreuses études confirment l'intérêt de la mélatonine dans les problèmes de désynchronisation des rythmes biologiques (voir encadré p. 122). Aujourd'hui, ce traitement n'est pas encore entré dans la pratique courante, mais il ne fait aucun doute que la combinaison photothérapie-mélatonine est promise à un bel avenir dans tous les problèmes de décalage de phase, qu'ils soient dus au travail posté, aux voyages transméridiens ou aux dérèglements endogènes que nous avons évoqués dans ce chapitre.

DE LA MÉLATONINE POUR RECALER LE SOMMEIL DES AVEUGLES

Les aveugles sont particulièrement sensibles aux problèmes de sommeil liés au dérèglement des rythmes circadiens. Et de fait : étant plongés dans une nuit perpétuelle, leur infirmité les prive d'un synchroniseur essentiel, la lumière du jour. Comme il n'est pour eux pas question de recourir à la photothérapie, certains chercheurs ont donc essayé la mélatonine. Une étude réalisée à Boston chez un petit nombre de patients a permis de montrer l'efficacité de cette méthode : tous les patients ayant pris de la mélatonine recouvrèrent des cycles de sommeil normaux à l'issue du traitement, alors que l'état de ceux qui n'avaient pris qu'un placebo demeurait inchangé. Dans cette étude, dont les résultats ont été publiés en 2000 dans une revue médicale américaine prestigieuse, les patients absorbaient des doses importantes de l'hormone jusqu'à ce que leur horloge interne soit correctement calée, puis des doses plus faibles afin de conserver les bénéfices du traitement. Pour les investigateurs à l'origine de cette expérimentation, la mélatonine est une substance très prometteuse, mais qui a été victime de l'engouement qu'elle a suscité chez le grand public. L'avis du Dr Lewy, l'investigateur principal de cette étude, est clair : « Les gens se sont mis à en prendre n'importe comment, à n'importe quelle dose et pour n'importe quoi. » Cette substance est particulièrement active et comme tout traitement, sa dose et l'heure de sa prise doivent être déterminées par un spécialiste, en fonction du trouble du sommeil dont souffre le patient. Une dose inadéquate prise au mauvais moment ne pourrait en fait qu'aggraver les problèmes…

Enfin, dans tous ces problèmes de décalage de phase, il ne faut pas négliger l'importance de l'hygiène du sommeil dont nous avons déjà parlé, et du respect des mesures qui permettent de se préparer physiquement et psychologiquement au sommeil. L'heure du lever doit être fixe et respectée coûte que coûte. Il faut éviter au maximum le temps passé au lit sans dormir et être actif pendant la journée.

EN V'LÀ DU BLUES, EN V'LÀ !

Encore appelée « blues de l'hiver », la dépression hivernale semble concerner 5 à 15 % de la population sous nos latitudes. Cette affection est liée à l'insuffisance d'éclairement constatée au cœur de la saison froide, ayant pour conséquences un allongement et une perte d'amplitude des rythmes endogènes, avec des effets délétères sur le fonctionnement d'un certain nombre de structures cérébrales et endocriniennes. Elle se traduit par des troubles de l'humeur que le patient ne sait pas expliquer, parfois une prise de poids, une baisse du dynamisme et des troubles du sommeil avec une hypersomnie prédominant le matin. Ces troubles débutent à l'automne pour ne disparaître spontanément qu'au printemps, quand les jours rallongent et que l'intensité lumineuse augmente à nouveau. Pour tous ces patients, la photothérapie le matin (8 000 lux le matin pendant trois quarts d'heure) constitue un moyen thérapeutique efficace, bien que tous n'y répondent pas positivement, certains passant alors d'une humeur dépressive à une tendance maniaque, caractérisée par l'hyperactivité et l'insomnie.

En résumé

Certains troubles du sommeil sont dus à des dérèglements des rythmes biologiques qui commandent l'alternance veille-sommeil. On retrouve ces problèmes chez des sujets jeunes qui ne peuvent pas s'endormir avant 2 ou 3 heures du matin, ou des sujets âgés qui dorment dès le début de la soirée mais se réveillent en pleine nuit. Le traitement consiste à recaler l'horloge interne pour redonner un rythme normal d'activité aux jours et de sommeil aux nuits. La photothérapie est le traitement le plus utilisé et le plus efficace actuellement.

CHAPITRE VI

La narcolepsie

« Saisi par le sommeil », telle est la signification en grec du terme narcolepsie, peut être la plus célèbre et la plus décrite des maladies du sommeil, dont les premiers rapports remontent au XIXe siècle. Ses caractéristiques étonnantes ont nourri l'imagination de bon nombre de romanciers et de scénaristes, comme dans *Moulin Rouge !* le film de Baz Luhrmann, dont l'un des personnages, qui est affligé de cette maladie, offre au metteur en scène l'occasion de quelques scènes surprenantes. Si la narcolepsie est devenue source d'inspiration, c'est bien en raison de ses symptômes hors du commun et de son origine demeurée longtemps mystérieuse.

Cette maladie neurologique chronique, aussi appelée maladie de Gélineau, du nom du médecin parisien qui l'a décrite en 1880, touche essentiellement des gens jeunes puisque l'on estime qu'elle peut débuter entre 10 et 30 ans, bien qu'elle soit souvent diagnostiquée plus tardivement. Ces patients dans la force de l'âge souffrent essentiellement de deux catégories de symptômes. D'une part, une somnolence excessive au cours de la journée, pouvant culminer par des accès irrésistibles de sommeil qui poussent le sujet à s'endormir au beau milieu d'une activité, et d'autre part, des accès de cataplexie se manifestant à l'occasion d'une émotion par une disparition brutale du tonus musculaire pouvant entraîner la chute. À la lecture de cette description, on peut imaginer toutes les situations cocasses auxquelles cette maladie peut donner lieu. À l'image de ce que l'on peut lire dans les romans ou voir dans certains films, les patients narcoleptiques ont bien longtemps été considérés comme de doux dingues, suscitant pour leur entourage un mélange fait de compassion mais aussi, et surtout, d'amusement et de curiosité. C'est pourtant, un véritable cauchemar pouvant mettre leur vie en danger que vivent au quotidien ces patients, pour qui aucun traitement véritablement efficace n'était disponible avant 1992.

• Tomber de sommeil... et de surprise

En fait, si l'on sort de cette description schématique, la narcolepsie combine en réalité quatre types de symptômes qui, en s'associant à des degrés divers, peuvent donner à la maladie des aspects différents, ce qui peut expliquer le retard pris à la diagnostiquer.

Les deux symptômes qui sont indispensables au diagnostic sont ceux que nous évoquions en préambule à ce chapitre : la somnolence excessive et les crises de cataplexie.

La somnolence en cours de journée est assez différente de celle qui caractérise le manque de sommeil nocturne et que l'on peut retrouver par exemple dans le syndrome des apnées obstructives du sommeil. Dans la narcolepsie, cette somnolence n'est pas constante, mais elle se manifeste par accès qui peuvent survenir dans des circonstances variées et entre lesquels la vigilance du sujet est parfaitement normale. L'envie de dormir peut se produire lors de situations favorisantes, après les repas ou dans des moments de calme, mais aussi lors d'activités au cours desquelles normalement la vigilance pourrait être maintenue facilement, comme la conduite ou le travail. En fait, ces accès de somnolence se produisent souvent aux mêmes moments de la journée, quelle que soit l'activité à laquelle se livre le patient à ce moment-là. Imaginons un narcoleptique. Il est en train de rédiger un rapport, ce qui réclame toute sa concentration, ou se trouve au beau milieu de son déjeuner. L'envie de dormir le saisit alors brutalement, l'oblige à interrompre son activité et il s'endort immédiatement en phase de sommeil paradoxal, entrant *ipso facto* dans un rêve ! Cet accès dure en général de quelques minutes à une demi-heure et, quand il se réveille, le patient se sent à nouveau en pleine forme, frais et dispos et parfaitement apte à poursuivre sa journée. Quelquefois, l'entrée dans le sommeil paradoxal se produit sans que le sujet n'interrompe pour autant son activité. Celle-ci se poursuit, mais de manière automatique et bien évidemment inappropriée. On peut voir alors le malade, l'air absent, se livrer à des conduites insolites ou prononcer des paroles confuses.

Souvent confondues avec les accès inopinés de sommeil, **les crises de cataplexie** sont en réalité d'une tout autre nature. Il s'agit ici d'une perte brutale, totale ou partielle, du tonus musculaire qui se produit au moment précis où le sujet ressent une émotion soudaine. Imaginons encore notre patient qui s'était endormi en plein rêve au beau milieu de son déjeuner. De retour sur son lieu de travail, il croise dans le couloir son directeur général qui lui annonce tout de go qu'il a particulièrement apprécié sa dernière intervention lors de la réunion de la veille. Surpris par la bonne nouvelle, notre narcoleptique sent ses jambes se dérober sous lui. Avant d'avoir pu faire quoi que ce soit, le voici étalé de tout son long comme mort dans le couloir, incapable de faire le moindre mouvement mais parfaitement conscient de l'émoi qu'il suscite et des claques que son patron, revenu sur ses pas, lui administre pour tenter de le réanimer…

Les attaques de cataplexie ne sont pas toujours aussi spectaculaires. Elles peuvent ne concerner que certains muscles ou groupes de muscles, ceux de la nuque par exemple, entraînant la chute de la tête en avant, ou encore ceux de la mâchoire, avec l'incapacité de prononcer le moindre mot. Il est d'ailleurs probable que nous devions à la narcolepsie certaines expressions passées dans le langage courant et concernant des effets de surprise, comme par exemple « en rester bouche bée » ou bien encore « les bras m'en tombent ».

La cataplexie affecte différemment les patients atteints de narcolepsie. Les attaques peuvent se manifester chaque jour ou de manière très épisodique, à quelques rares reprises au cours de la vie du malade. Elles peuvent débuter en même temps que les accès de sommeil ; elles peuvent aussi apparaître des années plus tard.

À côté de ces deux principales manifestations, indispensables pour établir le diagnostic, la narcolepsie peut se traduire par d'autres symptômes qui ne sont pas systématiquement retrouvés chez tous les malades.

Des hallucinations peuvent se produire chez deux tiers des sujets, au moment de l'endormissement ou du réveil. Elles sont souvent désagréables, voire franchement cauchemardesques, comportant parfois un thème agressif ou du moins menaçant. Auditives, visuelles, tactiles, ces sensations prennent un caractère si réaliste qu'elles font quelquefois redouter le sommeil au malade, qui peut même en venir à prendre des mesures pour se protéger des menaces qu'il perçoit.

Les paralysies du sommeil surviennent dans un tiers des cas. Elles peuvent accompagner les hallucinations. Le sujet est éveillé, mais totalement incapable de bouger le moindre de ses membres, et même de respirer de manière normale. Ces états peuvent durer plusieurs minutes et le sentiment d'impuissance qu'ils génèrent est particulièrement angoissant pour les patients.

Les perturbations du sommeil nocturne sont fréquentes. Si le patient n'a en général pas de problèmes pour s'endormir, sa nuit est souvent interrompue par de multiples réveils. Le sommeil peut aussi être perturbé par d'autres phénomènes : grincements de dents, paroles ou conduites élaborées accompagnant certains rêves.

LA FRÉQUENCE DES SYMPTÔMES DE LA NARCOLEPSIE

Les accès de somnolence : 100 % des patients
Les conduites automatiques : 80 %
Les crises de cataplexie : 70 %
Les hallucinations : 30 %
Les paralysies du sommeil : 25 %
Le mauvais sommeil : 50 %
Tous les symptômes : 20 à 30 %

• Le sommeil paradoxal au cœur du problème

L'association de ces symptômes caractéristiques, même à des degrés divers, suffit en général à diagnostiquer la maladie. C'est le passage en centre du sommeil qui va permettre de le confirmer.
Le test itératif de latence d'endormissement (TILE) montre une latence moyenne raccourcie, inférieure à sept minutes, ce qui peut aussi se retrouver dans d'autres pathologies du sommeil caractérisées par un excès de somnolence diurne. En revanche, ce qui est caractéristique de la maladie et constitue un critère diagnostique, c'est l'endormissement d'emblée en sommeil paradoxal à au moins deux reprises sur les cinq tests pratiqués au cours de la journée. Ensuite, l'enregistrement ambulatoire du sommeil en continu sur vingt-quatre heures met en évidence une succession d'épisodes de sommeil au cours de la journée, dont certains micro-sommeils de quelques secondes au cours desquelles le sujet passe en sommeil lent léger sans même s'en rendre compte.

La polysomnographie révèle des éveils multiples au cours de la nuit. Ces examens portant sur le sommeil peuvent être complétés par un examen de typage destiné à vérifier la présence ou l'absence de certaines caractéristiques génétiques. En effet, on a pu constater que cette maladie survenait plus fréquemment chez des personnes partageant certaines caractéristiques d'un système complexe d'identification tissulaire des individus, appelé système HLA (pour Human Leucocyte Locus A), jouant un rôle essentiel dans la réponse immunitaire. En 1984, des chercheurs japonais ont découvert que les patients atteints de narcolepsie portaient à la surface de leurs cellules deux « marques de fabrique » appelées HLA-DR2 et HLA-DQ1. Ces deux repères sont présents chez 98 % des malades de race blanche ou jaune et chez moins de 70 % des sujets de race noire. Grâce à une prise de sang suivie d'une analyse complexe et coûteuse, il est possible de vérifier la présence ou l'absence de ces marqueurs HLA chez un patient suspect d'être atteint de la maladie. Leur absence exclut presque à coup sûr cette possibilité, mais leur présence ne suffit pas à établir la maladie puisque 22 % des sujets qui ne sont pas narcoleptiques sont néanmoins porteurs de ces marqueurs.

• Prédisposition et facteurs déclenchants

La relation directe et forte entre la narcolepsie et un système jouant un rôle primordial dans la réponse immunitaire a permis d'échafauder de nouvelles hypothèses sur l'origine de la maladie. Celle-ci, sans que l'on comprenne encore exactement pourquoi et comment, serait alors la conséquence d'un dysfonctionnement de notre système immunitaire qui se retourne contre son propre camp, comme cela se passe dans d'autres maladies comme le diabète de type 1 (insulinodépendant) ou la sclérose en plaques.

Cette découverte explique aussi une certaine prédisposition familiale de la narcolepsie. Environ 4 % des malades ont un parent atteint et les enfants dont l'un des parents porte la maladie ont un risque six à dix-huit fois plus grand d'être eux-mêmes atteints.

Mais cette « hérédité » n'explique pas tout. En effet, en étudiant la maladie chez les vrais jumeaux, dans 75 % des cas on ne la retrouve que chez l'un des jumeaux. Par ailleurs, quand on explore la vie des patients, on retrouve un facteur déclenchant à l'entrée dans la maladie dans plus de 85 % des cas. Il peut s'agir d'une privation importante de sommeil, d'une perturbation des cycles veille-sommeil à cause d'un travail posté ou d'un décalage horaire, d'un stress psychologique, d'un traumatisme crânien ou d'une infection.

Pour déclencher la maladie, il faudrait donc la conjonction de deux phénomènes : un terrain génétiquement prédisposé et une circonstance extérieure déclenchante. Des recherches récentes, essentiellement menées aux États-Unis, semblent suggérer que la cible des destructions provoquées par le dysfonctionnement du système immunitaire serait un groupe particulier de neurones localisés dans l'hypothalamus, une région profonde du cerveau. Ces neurones, qui sécrètent des substances appelées oréxines, sont impliqués dans la régulation du tonus moteur pendant l'éveil et le sommeil paradoxal, mais aussi dans le contrôle du poids et de l'appétit. Une prédisposition génétique et des facteurs déclenchants : on retrouverait donc dans la narcolepsie le même scénario que celui d'une autre affection neurodégénérative, la sclérose en plaques. Ainsi, les mystères de la narcolepsie semblent sur le point d'être percés, ce qui laisse l'espoir de pouvoir bientôt mettre au point un traitement spécifique puisque, en théorie, il suffirait d'administrer des oréxines aux patients qui en sont privés pour faire disparaître les symptômes de la maladie, tout comme l'on donne de l'insuline aux diabétiques dont les cellules du pancréas qui produisent normalement cette hormone ont été détruites, là encore par un processus auto-immun.

En attendant ce jour que l'on espère prochain pour tous les malades, le problème majeur auquel se heurte pour l'instant les spécialistes, c'est de parvenir à dépister celles et ceux qui sont atteints de la maladie. Et les statistiques n'invitent guère au triomphe. On estime qu'il y aurait actuellement en France environ 30 000 personnes atteintes de narcolepsie et que 75 % ne sont pas prises en charge. Chez celles qui le sont, les chiffres sont tout aussi éloquents : il se passe en moyenne onze à quatorze ans entre le début des symptômes et le moment où le diagnostic est fait. La maladie, qui débute généralement entre 10 et 30 ans, concerne donc des adultes jeunes, et trois fois plus souvent les hommes que les femmes.

• Le cauchemar des narcoleptiques

Étant donné le profil des patients et les caractéristiques de la maladie, la narcolepsie est une maladie lourde de conséquences sur le plan socioprofessionnel. Certains parlent même d'une véritable « mort sociale » pour les patients les plus sévèrement atteints. En effet, la maladie pèse de tout son poids sur la vie professionnelle ou scolaire et la vie familiale des patients.

Les difficultés professionnelles relèvent des crises de sommeil dans 95 % des cas, mais d'autres phénomènes sont en cause, comme les difficultés de concentration, les troubles de la mémoire, les difficultés relationnelles et les troubles du comportement. Des difficultés qui se traduisent par une instabilité professionnelle, et aussi parfois par des périodes de chômage répétées et prolongées. Sur le plan scolaire, les jeunes patients ont souvent à souffrir de l'incompréhension de leurs enseignants, et la maladie se traduit chez eux presque inévitablement par un retard. Et la situation n'est pas meilleure sur le plan familial, puisque de nombreux couples finissent par se séparer. Les symptômes caractéristiques de la maladie et les difficultés

qu'ils entraînent y sont pour quelque chose, mais la cause est essentiellement le retentissement sur la personnalité du patient, avec qui il devient de plus en plus difficile de vivre, puisqu'il n'est pas rare en effet de voir se développer chez les narcoleptiques des pathologies névrotiques ou dépressives.
Et puis il ne faut pas oublier non plus le tribut qu'ils payent à la route. Des endormissements au volant se produisent chez 66 % des patients, contre 6 % dans la population générale.

• La pilule antisommeil

Jusque dans les années 1990, les traitements disponibles pour soulager les narcoleptiques se limitaient essentiellement à des médicaments stimulant le système nerveux central, comme les amphétamines, moyennement efficaces et surtout riches en effets secondaires, susceptibles d'entraîner dépendance, irritabilité, nervosité et insomnie. Et puis est apparu le Modiodal, un médicament qui a révolutionné le traitement des patients atteints de narcolepsie. Découvert par un laboratoire français, c'est une substance totalement originale capable d'augmenter la vigilance, de retarder l'endormissement et la durée totale du sommeil, sans entraîner les effets secondaires caractéristiques des amphétamines. Des essais chez le volontaire sain et les grands singes ont permis de montrer que ce médicament permettait de demeurer plusieurs nuits sans dormir, avec une vigilance intacte. Par ailleurs, il ne semble exister aucun effet secondaire sérieux, le seul à être redouté par les scientifiques et les autorités sanitaires étant un détournement d'usage par des sujets sains désirant se priver de sommeil. Ces effets spectaculaires, et le mésusage qui pouvait en résulter, ainsi que le bénéfice confirmé dans le traitement de la narcolepsie, ont débouché sur une commercialisation mais dans des conditions strictement contrôlées, réservées aux médicaments d'exception. La prescription du Modiodal est donc exclusivement limitée aux narcolepsies confirmées par des tests polysomnographiques et aux hypersomnies. Elle doit être initiée à l'hôpital et elle est réservée aux spécialistes en neurologie ou aux centres du sommeil. Un seul bémol : le coût du traitement, qui peut atteindre les 4 000 euros par an ! Il est vrai que le bonheur n'a pas de prix…

Attention !

La narcolepsie fait partie des incapacités physiques incompatibles avec l'obtention ou le maintien du permis de conduire (voir annexes, Le sommeil, la loi et la conduite automobile).

L'HYPERSOMNIE IDIOPATHIQUE

Il s'agit d'une autre pathologie chronique de l'éveil, plus rare que la narcolepsie. Elle se manifeste par une somnolence diurne exagérée quasi permanente à laquelle il est pratiquement impossible de résister. Le sommeil nocturne est également prolongé, souvent plus de dix à douze heures. Il s'agit d'un sommeil lourd dont il est difficile de sortir le matin, le réveil s'accompagnant presque une fois sur deux d'une sensation d'ivresse. Dans la journée, le patient est obligé de faire des siestes prolongées de plusieurs heures qui ne sont pas pour autant suivies d'une amélioration de la vigilance. Le patient hypersomniaque dort en permanence et éprouve des difficultés à sortir de sa torpeur ; à la différence de la narcolepsie, c'est le seul symptôme qu'il présente. On estime qu'il y aurait entre 6 000 et 9 000 personnes atteintes de cette maladie en France. Il s'agit de gens jeunes, la plupart du temps ayant moins de 30 ans au moment du diagnostic, et les conséquences socioprofessionnelles sont les mêmes que pour la narcolepsie. La cause de l'affection est inconnue à ce jour ; c'est ce que signifie en fait le terme idiopathique. Le traitement de référence de cette maladie est le même que celui de la narcolepsie : la pilule antisommeil, le Modiodal.

En résumé

La narcolepsie est une maladie chronique qui se caractérise par de brusques accès de sommeil survenant en pleine activité au cours de la journée et des crises de cataplexie, un effondrement du tonus musculaire provoqué par une émotion soudaine. À cela s'ajoute un sommeil nocturne de mauvaise qualité. La cause semble être la destruction d'un certain type de neurones par un processus auto-immun.

CHAPITRE VII

Les phénomènes anormaux pendant le sommeil

• Syndrome des jambes sans repos

C'est au milieu des années 1940 qu'un neurologue suédois décrivit pour la première fois une maladie caractérisée par des sensations désagréables au niveau des mollets et des cuisses survenant au repos et contraignant les patients à bouger sans cesse les jambes pour se soulager. Ces symptômes, qui prédominent en position allongée, gênent considérablement l'endormissement et réveillent le patient au cours de la nuit, ce qui fragmente son sommeil et provoque une somnolence pendant la journée. La maladie, qui peut débuter à n'importe quel âge, y compris dans l'enfance, affecterait 10 à 15 % de la population. Comme d'autres pathologies du sommeil, elle est particulièrement mal connue et sous-diagnostiquée. Une situation d'autant plus regrettable que les symptômes ont tendance à s'aggraver avec le temps et que des mesures thérapeutiques peuvent soulager les patients et les aider à retrouver le sommeil.

Des malades qui ne peuvent pas rester en place

Le syndrome des jambes sans repos doit regrouper quatre types de symptômes pour que le diagnostic puisse effectivement être porté.

- Le besoin de bouger les jambes est associé à des sensations désagréables, que les patients décrivent assez souvent comme des impressions de fourmillements, de démangeaisons, parfois vaguement douloureuses.
- Ces sensations désagréables augmentent au repos, en inactivité, en particulier en position allongée, mais aussi quand le sujet est assis, que ce soit en voiture, dans un avion ou au cinéma. Le fait de bouger les jambes ou de marcher atténue ou fait disparaître ces sensations.
- Une particularité de cette maladie réside dans le fait que les mouvements effectués par les patients sont en partie seulement volontaires. À la différence des personnes qui bougent sans cesse les jambes parce qu'elles sont énervées ou stressées, les patients décrivent une augmentation progressive des sensations désagréables dans les membres inférieurs qui, au bout d'un moment, vont déclencher des mouvements incontrôlables auxquels il leur est impossible de résister, un peu à la manière de tics, entraînant une sensation de soulagement. Ces mouvements peuvent revêtir des aspects divers, comme le besoin impérieux de se tourner sans cesse dans le lit, de secouer les jambes ou de faire les cent pas.
- Ce qui caractérise encore la maladie, c'est l'exagération de ces symptômes pendant la nuit. Les patients s'en plaignent avant l'endormissement et en cours de nuit, lors des réveils nocturnes, le petit matin apportant un certain soulagement. Cette aggravation est certainement due à l'inactivité ou à l'immobilité, mais elle pourrait aussi résulter d'un rythme circadien qui lui serait propre. À ces caractéristiques principales, et comme si cela ne suffisait pas, peuvent venir s'ajouter d'autres manifestations. Chez 80 % des gens souffrant de la maladie, on observe des mouvements périodiques des membres au cours du sommeil. Il s'agit en général de flexions lentes du gros orteil, puis du pied et de la jambe, qui se répètent de manière stéréotypée selon une fréquence variable, parfois toutes les minutes, au cours de certaines phases du sommeil.
- Chez 30 à 50 % des patients, ces mêmes mouvements stéréotypés et répétitifs peuvent également se produire pendant que le sujet est éveillé.

Enfin, et c'est la raison pour laquelle cette maladie a sa place dans ce livre, le syndrome des jambes sans repos se traduit par des troubles du sommeil, consécutifs aux multiples réveils occasionnés au cours de la nuit par les sensations désagréables et les mouvements des jambes, mais parfois aussi, peut-être, par une déstructuration de l'architecture du sommeil. Ici comme dans d'autres pathologies, le résultat est encore le même : une sensation de fatigue et une somnolence accrue au cours de la journée.

Retrouver une cause pour la traiter

Dans la plupart des cas, l'origine de cette maladie reste mystérieuse et des formes familiales ont été retrouvées. Dans d'autres cas, le syndrome des jambes sans repos est consécutif à une cause médicale, le plus souvent à un déficit en fer. La maladie peut donc se manifester à l'occasion de circonstances qui favorisent cette carence, telles la grossesse ou l'anémie. Certaines détériorations des nerfs périphériques, comme celles que produit par exemple le diabète insulinodépendant, peuvent aussi être la cause d'un syndrome des jambes sans repos.

Une fois connus, les signes cliniques suffisent en général à diagnostiquer la maladie. Une évaluation complète dans un centre du sommeil permet de préciser les troubles et de quantifier leurs conséquences. Le bilan spécialisé va surtout s'attacher à retrouver l'origine de la maladie, sa correction permettant en général au patient de retrouver une vie normale. Certaines précautions doivent être prises pour optimiser les chances de soulagement, comme la suppression de certaines substances qui ont tendance à aggraver les symptômes (caféine, alcool, nicotine). Des petits soins peuvent aussi être bénéfiques, comme les bains chauds ou froids, les frictions cutanées ou les électrostimulations des membres inférieurs avant le coucher.
Dans les formes sans cause précise identifiée, le traitement a pour but de supprimer ou de diminuer l'intensité des symptômes. Pour cela, les spécialistes disposent de nombreux médicaments à visée neurologique, certains plus efficaces que d'autres. Ces médicaments sont pris à doses progressives, le soir à distance du coucher pour permettre au produit d'être absorbé et d'exercer son plein effet au bon moment.

• Les parasomnies de l'enfant

Ce terme regroupe des troubles variés qui se produisent au cours du sommeil et peuvent le perturber. La plupart de ces manifestations sont courantes pendant l'enfance ; elles ne deviennent chez eux un problème de santé que si elles se répètent très fréquemment.

Le somnambulisme, la plus connue des parasomnies, consiste en une série de comportements complexes qui se produisent au cours du sommeil lent profond et qui se traduisent le plus souvent par des déambulations nocturnes alors que le sujet est en train de dormir. Le somnambulisme est caractérisé habituellement par une difficulté à réveiller le dormeur au cours d'un épisode et une amnésie au décours de celui-ci. Les manifestations débutent généralement dans l'enfance ou l'adolescence. Certaines enquêtes montrent que 15 % des enfants de 1 à 15 ans ont fait au moins un accès de somnambulisme, d'autres annoncent le chiffre de 40 % entre 1 et 16 ans. Une certaine tendance héréditaire a été constatée dans quelques familles. Le somnambulisme peut revêtir des formes diverses. Certains patients ont des accès très épisodiques, moins d'une fois par mois, qui sont sans danger pour eux ou leur entourage. À l'inverse, d'autres déambulent presque chaque nuit et encourent le risque de se blesser à de multiples occasions. Ces accès peuvent se limiter au fait de sortir du lit, manipuler des vêtements de manière confuse pour se recoucher presque immédiatement après. Les yeux sont ouverts, mais le visage reste inexpressif et le sujet ne réagit pas à la présence de son entourage. D'autres fois, le somnambulisme implique des trajets complexes et prolongés qui peuvent se terminer par des incidents violents ou même des accidents dramatiques, comme des défenestrations. Certains auteurs parlent parfois de somnambulisme à risque, quand les accès sont répétés plusieurs fois par semaine, durent à chaque fois plus d'une dizaine de minutes, comportant des actes potentiellement dangereux. Nombre de mythes et de légendes circulent à propos de ce phénomène. La conduite à tenir pour l'entourage reste malgré tout assez simple et vise en priorité à éviter que le sujet ne se blesse au cours de l'un de ses accès. Les objets potentiellement dangereux doivent être mis hors de portée, fenêtres et issues doivent être bloquées, en particulier si vous résidez en appartement. Si vous êtes témoin d'une déambulation, la chose la plus simple est de reconduire gentiment la personne dans son lit, sans tenter de la réveiller. Il est possible de prévenir dans une certaine mesure l'apparition des crises en veillant au respect d'une bonne hygiène de vie, en particulier en évitant le manque de sommeil et en respectant un rituel du coucher.

Quant aux **terreurs nocturnes**, elles se produisent entre une et trois heures après l'endormissement, au cours du sommeil profond. Elles concernent le plus souvent les enfants avant l'adolescence. Lors de l'épisode, l'enfant se réveille brutalement en hurlant, en sueur, pupilles dilatées. À ce stade, il est souvent endormi, bien que ses yeux soient grands ouverts. Il ne répond pas, ou seulement de manière confuse, aux questions qu'on lui pose. Il est difficile à sortir de sa torpeur et, une fois réveillé, il ne garde aucune conscience ni souvenir de ce qui vient de se produire. Ces terreurs nocturnes doivent être bien différenciées des cauchemars, qui sont des rêves « classiques » dont le contenu est effrayant et qui se produisent au cours du sommeil paradoxal.

On ne peut pas ne pas remarquer certaines similitudes entre le somnambulisme et les terreurs nocturnes. Tous deux surviennent au cours du sommeil lent profond et sont suivis d'une amnésie. Ces caractéristiques communes s'expliquent par un mécanisme commun : somnambulisme et terreurs nocturnes seraient deux expressions différentes du même phénomène pathologique, un éveil prématuré, survenant à la fin du premier ou du deuxième cycle de sommeil, juste avant la phase de sommeil paradoxal. L'activation motrice et neurovégétative se produit et manifeste ses effets alors que le cortex cérébral est encore en état de sommeil profond.

L'attitude à recommander dépend de l'âge du sujet, de la fréquence et de l'importance des manifestations. Dans les cas les plus graves, atypiques ou chez des enfants âgés, on peut proposer un enregistrement polygraphique et vidéo du sommeil pour confirmer le diagnostic.

Dans les cas simples, il est inutile de donner un traitement médicamenteux. Dans les cas les plus graves, les benzodiazépines et certains dérivés amphétaminiques donnent d'excellents résultats.

Le bruxisme consiste en des mouvements anormaux survenant pendant le sommeil, mais limités aux muscles de la mâchoire, ce qui a pour effet de produire des grincements ou des claquements des dents. Outre le bruit très désagréable que l'on imagine, le bruxisme peut avoir pour conséquences des problèmes orthodontiques et des douleurs dans les mâchoires.
Comme pour les autres parasomnies, l'intérêt à consacrer à ce phénomène va dépendre de sa sévérité, les cas les plus extrêmes s'accompagnant de traumatismes dentaires, de troubles articulaires de la mâchoire et ayant surtout des répercussions psychologiques.

L'énurésie (le pipi au lit) est un problème connu de tous les parents et parfaitement banal. Cette fuite involontaire d'urine pendant le sommeil est normale avant l'âge de 5 ans, le contrôle de la vessie n'étant pas assuré avant cet âge. On parle de parasomnie si elle se poursuit au-delà ou si elle reprend après une période de continence urinaire normale. Contrairement à ce qui se produit pour d'autres manifestations anormales, l'énurésie ne se produit pas préférentiellement au cours d'une phase donnée de sommeil. Ces fuites sont plus fréquentes en début de nuit, au cours des trois premiers cycles. Chaque épisode dure quelques minutes au cours desquelles le sommeil paraît s'alléger. Ces problèmes ne sont pas toujours faciles à régler. Ils réclament une prise en charge à la fois de l'enfant et de ses parents. Elle comprend une rééducation qui doit permettre à l'enfant d'augmenter le contrôle de sa vessie et de ses envies d'uriner ; elle peut nécessiter une psychothérapie chez les plus grands. Le recours aux médicaments se doit d'être exceptionnel, une fois que toutes les autres méthodes bien employées ont échoué, et chez les enfants qui ne supportent plus leur état.

Dans l'énurésie comme dans les autres parasomnies, le succès du traitement repose d'abord sur la relation de confiance qui s'installe entre l'enfant et ses parents Pour ennuyeux qu'ils soient, ces phénomènes ne sont en rien « la faute » de celui qui les subit. Il est donc indispensable de dédramatiser, de déculpabiliser, de rassurer l'enfant pour éviter des comportements réactionnels qui ne feraient qu'aggraver les symptômes.

• Parasomnies... pour adultes seulement !

Un problème d'un genre inhabituel continue de défrayer la chronique outre-Atlantique. Il s'agit de conduites sexuelles anormales, souvent violentes, pouvant faire évoquer le viol. Rien d'anormal vous dites-vous jusque-là, étant donné l'époque à laquelle nous vivons. À cela près que ces agressions sexuelles se déroulent entre partenaires habituels et que l'agresseur, au moment des faits, est plongé dans un profond sommeil et qu'il n'en garde aucun souvenir une fois réveillé le lendemain matin. Bref, une sorte de somnanbulisme classé X, déjà familièrement baptisé *sleep sex* par les Américains. « Mon mari a beaucoup de mal à s'endormir, même quand il est très fatigué, rapporte cette femme. Quand il se couche, il est habituellement très tard. Une heure environ après qu'il s'est endormi, il entreprend d'avoir un rapport sexuel avec moi, sans aucun préliminaire. À ce moment-là, c'est vraiment quelqu'un d'autre que j'ai en face de moi. Il est agressif, m'agrippe brutalement et il en vient même à me mordre tout en tenant des propos très vulgaires. D'autres fois, il ne me parle pas du tout, il m'attrape et m'embrasse passionnément. Je pensais qu'il était réveillé et que c'était une sorte de jeu auquel il se livrait, et puis un matin je lui en ai parlé. À ma plus grande surprise, il m'a affirmé qu'il ne se souvenait absolument de rien. J'ai pensé qu'il plaisantait, alors quand il a recommencé, j'ai essayé de lui parler. Il avait l'air absent et n'a rien répondu. »
Ces conduites anormales ne concernent pas que les hommes ; les femmes peuvent en être aussi victimes, comme le confirme ce témoignage : « Au cours des trois ou quatre derniers mois, il paraît que j'ai eu des rapports sexuels pendant mon sommeil. Au début, j'ai cru tomber folle quand mon mari me demandait comment j'avais trouvé ça, la nuit dernière vers 2 heures du matin, alors que pour moi évidemment rien ne s'était passé ! Alors il m'a raconté que c'était moi qui prenais l'initiative de l'exciter, en étant très insistante. Et que lorsque nous faisions finalement l'amour, je semblais y prendre beaucoup de plaisir. »

Ces comportements ne débouchent pas forcément sur la sollicitation, voire l'agression du partenaire, comme en témoigne cet homme : « Nous sommes mariés depuis plus de vingt ans et nous sommes très heureux en couple. Nous avons chacun 48 ans et nous n'avons pas d'enfant. Ma femme, qui est au début de sa ménopause, s'est mise récemment à parler pendant son sommeil. Ce n'est pas toujours compréhensible, mais en tout cas c'est suffisamment évocateur pour que j'en saisisse le sens. Elle prononce des syllabes, des noms, grogne ou gémit de plaisir, comme si elle faisait l'amour avec ses collègues. Le lendemain, elle ne se souvient de rien. Je ne la reconnais pas, nous sommes croyants et pratiquants, elle a un sens moral très aiguisé, mais ce comportement est très difficile à supporter pour moi qui dois l'entendre gémir de plaisir à côté de moi toutes les nuits. » Alors, encore une hystérie postpuritaine comme on peut en imaginer seulement au pays de l'Oncle Sam ? Peut-être pas. Car il y a la gravité des faits rapportés par certains témoignages : coups, blessures, viols, pratiques masturbatoires extrêmement agressives pouvant entraîner des traumatismes génitaux importants, bref, rien qui ne puisse être simulé. Et il y a aussi l'intérêt porté à ce phénomène par le professeur Guilleminault de l'université de Stanford en Californie, l'un des « papes » de la recherche sur le sommeil. Il vient de publier les résultats d'une étude qu'il a réalisée chez onze patients présentant ce genre de problème, allant de simples mais très sonores gémissements de plaisir au viol caractérisé. Quel que soit le type de comportement manifesté, aucun des patients n'était capable de se souvenir de quoi que ce soit le lendemain matin. Les sujets ont été divisés en trois groupes en fonction de la sévérité des « symptômes ». Le premier rassemblait deux femmes dont les manifestions étaient seulement embarrassantes, comme des cris ou des gémissements à caractère sexuel. Le deuxième groupe était constitué d'un homme et d'une femme dont les comportements pouvaient entraîner des risques physiques. Ils étaient sujets à des périodes de masturbation extrêmement violentes ; l'homme s'était même fracturé un doigt pendant son sommeil en se libérant d'une entrave qu'il s'était imposée à titre préventif. Le troisième groupe était formé de six hommes et une femme dont les avances involontaires et inconscientes à leur partenaire avaient un caractère particulièrement agressif. À une occasion, l'un des hommes avait même tenté d'étrangler sa femme !

Le plus surprenant, rapporte le professeur Guilleminault, c'est le temps depuis lequel les faits duraient, parfois une quinzaine d'années, sans que l'un ou l'autre des partenaires n'en ait jamais parlé. La honte, probablement. L'étude a révélé que les patients présentaient tous des anomalies des phases de leur sommeil ainsi que des périodes anormales d'éveil. Les enregistrements audio et vidéo montrent que les comportements sexuels anormaux se produisent justement à ces moments-là. En outre, sept des onze participants avaient des antécédents de somnambulisme. Chez la totalité, sauf un, un traitement spécifique des parasomnies, habituellement efficace pour le somnambulisme, a permis de faire disparaître les symptômes. Christian Guilleminault indique que chacune de ces personnes souffrait en plus d'un désordre affectif ou émotionnel qui pourrait avoir modifié le caractère de sa maladie. Autrement dit, en l'absence de ces troubles affectifs, il est probable que ces patients auraient continué à souffrir de somnambulisme ou d'une autre forme de parasomnie… Pour le professeur Guilleminault, c'est la forme inhabituelle et particulièrement embarrassante prise chez ces personnes par ces troubles du sommeil qui les empêche finalement de considérer qu'il s'agit là d'un problème purement médical, et même neurologique. On vous l'avait dit, le sexe, c'est surtout dans la tête que ça se passe…

En résumé

Un certain nombre de phénomènes anormaux peuvent survenir pendant le sommeil : mouvements des membres inférieurs, somnambulisme, terreurs nocturnes, comportements automatiques. Ces troubles doivent être pris en compte quand ils perturbent l'existence. Une consultation spécialisée permet un diagnostic précis et un traitement approprié.

CHAPITRE VIII

Les somnifères... et comment s'en passer !

Il existe dans notre pays un paradoxe. Nous sommes des candidats sérieux au titre de champion du monde de consommation de somnifères et, en même temps, on assiste à un déficit majeur en termes de dépistage et de prise en charge des troubles du sommeil. Il y a peut-être un rapport entre ces deux situations. Selon des statistiques récentes, 85 % des troubles du sommeil ne sont pas diagnostiqués, 30 % seulement des insomniaques sévères consultent un médecin spécifiquement pour ce problème. Les chiffres relatifs à certaines pathologies sont aussi éloquents : sur 3 millions de personnes souffrant d'apnées du sommeil, seulement 100 000 sont traitées, alors que 75 % des narcoleptiques ne reçoivent aucun traitement.

• Somnifères, les faux amis

Les patients seraient donc, en quelque sorte, victimes de l'efficacité des somnifères. Leur capacité à « faire dormir » donne en effet l'impression fausse que l'on peut se passer de rechercher la cause qui est à l'origine de l'insomnie. Le problème avec ces médicaments, pour utiles et efficaces qu'ils soient, c'est qu'ils ne traitent qu'un symptôme. Or on le sait aujourd'hui, et vous en avez pris conscience vous aussi en parcourant les chapitres de ce livre, un mauvais sommeil ou une somnolence excessive dans la journée ne surviennent jamais par hasard. Il existe pour chaque problème de sommeil une cause précise qu'il faut découvrir et traiter pour régler efficacement et durablement le problème. Le consensus actuel veut que l'on n'utilise ces produits seulement dans le cadre d'une insomnie ponctuelle dont l'origine est connue et jamais pour traiter une insomnie chronique. Car, si les somnifères apportent une solution immédiatement satisfaisante, ils ne sont pas dénués d'effets indésirables : accoutumance et épuisement de l'effet incitant à augmenter les doses, troubles de la mémoire notamment. Ils sont même franchement déconseillés chez les personnes, nombreuses, qui souffrent d'apnées obstructives du sommeil, puisque les somnifères ont tendance à les aggraver. Même si ces médicaments peuvent rendre de grands services, il faut les utiliser correctement, et toujours sous contrôle médical. Dans ce domaine comme dans les autres, l'automédication est donc à réprouver énergiquement. C'est une toute nouvelle culture qui est à mettre en place, chez les patients comme chez les médecins : les troubles du sommeil sont de vraies pathologies, qui méritent un diagnostic, une prise en charge spécialisée et un traitement adapté. Et régler les problèmes comme ils viennent à coup de somnifères reviendrait à prendre n'importe quel antibiotique au hasard dès qu'une fièvre apparaît, sans en rechercher l'origine...

SOMNIFÈRES :
DES PRODUITS DE GRANDE CONSOMMATION

Plus d'un tiers de la population déclare avoir déjà consommé des somnifères ou des tranquillisants.
Une femme sur deux de plus de 30 ans déclare avoir déjà consommé au moins une fois dans sa vie ce genre de médicament.
Une personne sur cinq déclare avoir consommé des somnifères ou des tranquillisants au cours des douze mois écoulés.

Quand on parle de somnifères, de quoi parle-t-on ? Ce sont des médicaments qui « font dormir » ; ils appartiennent à deux grandes classes de produits, les hypnotiques et les antidépresseurs.

Le terme **hypnotique** recouvre lui-même trois types de médicaments bien différents.

Les benzodiazépines sont les plus souvent utilisées dans le traitement de l'insomnie. Il existe de nombreux médicaments appartenant à cette famille issue du célèbre Valium (diazépam). En bons enfants de leur papa, le nom de leurs molécules se termine le plus souvent par le suffixe azopam ou azépam (lorazépam, bromazépam, lormétazépam, flunitrazopam, etc.). Outre leur effet hypnotique, tous ces médicaments, à des degrés divers, apaisent l'anxiété (anxiolytiques), détendent les muscles (myorelaxants), empêchent les convulsions (anticonvulsivants) et peuvent provoquer une amnésie ; seule les différencie leur durée d'action. Ces médicaments sont proposés à la fois pour traiter l'insomnie et les troubles anxieux. Et si les benzodiazépines font dormir, leur utilisation n'est pas sans poser de problèmes. Elles modifient l'architecture du sommeil, qui perd en qualité, et s'accompagne d'une diminution du sommeil paradoxal. En outre, quand elles sont prises le soir au coucher, leur effet se fait toujours ressentir le lendemain et peut produire une somnolence, une baisse des performances intellectuelles et de la vigilance qui peuvent être potentiellement dangereuses, en cas de conduite automobile notamment. Le problème majeur avec ces produits semble être une accoutumance, qui oblige à augmenter la dose pour conserver le même effet. Ajoutons à cela qu'en général l'arrêt brutal de ces médicaments est très mal supporté, avec une aggravation de l'insomnie, et on comprendra que les benzodiazépines sont des médicaments particulièrement difficiles à manier. Il est donc recommandé de ne les utiliser que pour un laps de temps assez bref, leur prescription ne pouvant pas dépasser un mois, non renouvelable, et de ne donner que la dose minimale efficace. Dans les problèmes d'insomnie, on conseille d'utiliser le soir des benzodiazépines dont la durée d'action est brève, tandis que, dans les états anxieux, il est logique de recourir à des molécules dont l'action est plus longue et de les prendre pendant la journée.
À côté des benzodiazépines, d'autres molécules apparentées plus récentes sont disponibles depuis quelques années. Leur site d'action est identique, mais leur structure chimique est différente. Ces nouveaux médicaments agissent peu contre l'anxiété et ils sont donc prescrits uniquement en cas d'insomnie. Ils présentent des

avantages, comme celui de ne pas modifier l'architecture du sommeil, d'être éliminés très rapidement et de ne pas provoquer d'effet résiduel le lendemain. Ces hypnotiques de nouvelle génération (comme le zopliclone ou le zolpidem) agissent un peu comme des « déclencheurs » de sommeil et sont particulièrement utiles dans les insomnies ponctuelles, comme celles occasionnées par un décalage horaire par exemple.

Les barbituriques, dérivés des carbamates, ne sont plus guère utilisés de nos jours. Ils ont connu leur heure de gloire dans les années 1950 avant l'arrivée des benzodiazépines. Si leur efficacité sur l'insomnie est identique, leur dangerosité est encore plus grande. Ils peuvent être responsables de toxicomanies et leur absorption massive est la garantie d'un sommeil éternellement prolongé, mais peu réparateur !

Appartenant à la famille des antihistaminiques, **les phénothiazidiques**, comme l'acépromazine ou l'acéprométazine, ont un effet sédatif identique à celui des benzodiazépines. S'ils provoquent moins de troubles de la mémoire, leurs effets résiduels sont plus importants.

À côté des hypnotiques, **les antidépresseurs** font partie des médicaments fréquemment prescrits pour traiter l'insomnie, bien qu'ils ne soient pas officiellement indiqués pour cela. Ces médicaments ont des effets soit stimulants, soit sédatifs, et ce sont bien sûr ces derniers qui sont utilisés à faible dose dans le cas des insomnies, même lorsqu'elles ne sont pas consécutives à une dépression, ce qui nécessiterait alors des doses optimales. Les antidépresseurs qui diminuent la libération de la sérotonine, un neurotransmetteur particulier, ont la faveur de certains spécialistes du sommeil. Le traitement débute par de faibles doses, qui sont augmentées progressivement. S'il est bien supporté, le bénéfice est toutefois plus long à apparaître qu'avec les benzodiazépines.

PRENDRE DES SOMNIFÈRES, OUI MAIS...

La prise de somnifères devrait être réservée aux cas suivants :

1 - Si la cause de l'insomnie est connue et si son traitement relève d'un traitement médicamenteux.

2 - Si l'insomnie a des conséquences importantes dans la journée.

3 - Si les approches comportementales ont échoué ou dans l'attente qu'elles portent leurs fruits.

4 - S'il s'agit d'une insomnie passagère, liée à un problème ponctuel.

Et si vous devez en prendre...

1 - Choisir au départ les doses les plus faibles. Ne les augmenter qu'en cas d'inefficacité avérée et en l'absence d'effets secondaires.

2 - Choisir de préférence les produits ayant une durée d'action brève.

3 - Prescrire pour une durée la plus courte possible. La loi interdit les ordonnances pour somnifères supérieures à un mois ou renouvelables.

4 - S'il faut poursuivre le traitement, changer de médicament.

5 - Réduire les doses en cas d'effets indésirables, arrêter le traitement s'il n'est pas vraiment efficace, c'est-à-dire quand les risques dépassent les bénéfices.

6 - Arrêter progressivement si la prise du médicament a duré plus d'une dizaine de jours. Les doses doivent être diminuées graduellement jusqu'à l'arrêt pour éviter l'aggravation de l'insomnie.

• Rééduquer le sommeil

En attendant la mise au point du somnifère idéal, qui puisse permettre de s'endormir rapidement, de ne pas se réveiller la nuit et qui n'ait pas d'effet secondaire, il est également possible de développer des approches thérapeutiques non médicamenteuses pour chaque trouble du sommeil.

Dans les insomnies chroniques, **les thérapies comportementales** constituent un traitement de choix. Certaines études montrent des taux de succès allant jusqu'à 80 % de patients rapportant une amélioration de leur sommeil, au bout d'une dizaine de semaines. Ces techniques sont aussi un bon moyen de parvenir à sevrer les patients de leurs somnifères. Elles sont particulièrement bien adaptées aux patients âgés.

Les approches cognitives : elles visent à modifier les comportements et les schémas de pensée qui peuvent entretenir l'insomnie. On demande aux patients de remplir un agenda du sommeil pendant une semaine ou deux en y consignant leurs comportements et leurs pensées relatifs au sommeil. Les patients sont ensuite invités à analyser ce qui est négatif dans leur attitude vis-à-vis du sommeil et de l'insomnie, et encouragés à adopter un point de vue positif.

Le contrôle de stimuli : son but principal est de faire en sorte que le lit ne serve que pour le sommeil. Cela veut dire apprendre à quitter son lit quand on n'arrive pas à dormir et y retourner quand on sent que le marchand de sable est en train de passer. Cette technique implique également de respecter toujours la même heure de lever, quel que soit le nombre d'heures passées à dormir.

Les méthodes de relaxation : elles sont utiles pour briser le cercle vicieux des insomnies qui s'auto-entretiennent. Moins on arrive à dormir, plus on devient anxieux et plus l'anxiété empêche de dormir. De nombreuses techniques et méthodes existent : du biofeedback à la méditation, en passant par les massages de toutes sortes, chacun pourra trouver celle qui lui convient le mieux.

La restriction de sommeil : il s'agit d'une technique comportementale qui consiste à augmenter la proportion de sommeil au cours du temps passé au lit. Tout commence avec l'agenda du sommeil, qui est rempli pendant trois semaines. Partant de là, le patient calcule le rapport de son temps de sommeil moyen par le temps moyen passé au lit. Par exemple, si un sujet dort véritablement cinq heures alors qu'il en passe sept dans son lit, son ratio de sommeil est de 71 % alors qu'il devrait être de 85 % environ. La technique consiste à atteindre ce but en retardant de quinze minutes l'heure du coucher la première semaine. Si le ratio de 85 % de sommeil n'est pas atteint à la fin de la semaine, l'heure du coucher est retardée de quinze minutes supplémentaires. Le patient doit ainsi se restreindre malgré la fatigue qu'il peut éprouver. Quand le ratio atteint ou dépasse 90 %, le temps au lit est augmenté de quinze minutes par semaine.

Ce programme comprend en outre des repas allégés, et une programmation du dîner quatre ou cinq heures avant le coucher, une activité physique régulière et au moins trente minutes d'exposition au soleil chaque jour. Cette méthode semble donner des résultats durables en quelques semaines.

La technique du contre-paradoxe : il s'agit de faire adopter au patient des comportements diamétralement opposés à ceux qui favorisent son insomnie (voir encadré p. 152). En s'efforçant de ne pas dormir, le patient prend le contre-pied de l'attitude qu'il adoptait auparavant pour essayer de dormir à tout prix. Si le patient ne parvient pas à rester éveillé coûte que coûte, ce qui est habituellement le cas, il est guéri de son insomnie. S'il arrive à se forcer à ne pas dormir, c'est la preuve qu'il peut contrôler un symptôme qu'il pensait jusque-là incontrôlable. Bref, à tous les coups l'on gagne !

THÉRAPIES COMPORTEMENTALES : QUELLES TECHNIQUES POUR QUELS TROUBLES ?

L'insomnie chronique : *techniques comportementales et cognitives, biofeedback, hypnose, techniques de contrôle de la respiration, psychothérapie dans les cas rebelles.*

Les dérèglements du rythme veille-sommeil : *photothérapie, chronothérapie, contrôle de stimuli, restriction du sommeil.*

Apnées obstructives du sommeil : *hypnose, psychothérapie pour aider l'acceptation du traitement par pression positive continue et faire disparaître les facteurs aggravants (perte de poids, sevrage alcoolique, sevrage aux somnifères...). Techniques positionnelles* *(pyjama spécial interdisant la position à plat dos qui favorise les ronflements et les apnées). Certains préconisent même le chant pour fortifier les muscles respiratoires et les muscles du pharynx.*

Parasomnies : *hygiène du sommeil, pédagogie, voire psychothérapie pour les enfants ET les parents…*

Soulignons que toutes ces thérapies comportementales, pour être acceptées et suivies, nécessitent un fort investissement personnel du patient et, le plus souvent aussi de son entourage, ainsi qu'une bonne compréhension du mécanisme de ses problèmes de sommeil. Le bénéfice de ces techniques douces est moins rapidement visible qu'avec des traitements médicamenteux, mais leur résultat s'inscrit véritablement dans le long terme. Il s'agit en fait d'une vraie rééducation du sommeil.

VAINCRE L'INSOMNIE PAR LE CONTRE-PARADOXE

Un grand nombre d'insomnies chroniques — 40 % — sont auto-entretenues par les efforts que déploie le patient pour vaincre son insomnie par tous les moyens. Il entre alors dans un cercle vicieux, alors qu'au départ, le problème de sommeil était sans doute lié à une difficulté passagère qui aurait pu être gérée sans grande difficulté. Selon Roland Pec, psychologue et spécialiste du Centre du sommeil et de la vigilance de l'Institut médical Edith-Cavell à Bruxelles, cette attitude est dictée par un niveau d'attente trop élevé quant aux performances à accomplir, ce que les spécialistes en sciences comportementales de l'école de Palo-Alto appellent le « syndrome d'utopie ». Le patient se retrouve ainsi véritablement piégé au cœur d'un paradoxe, celui de vouloir produire à force de volonté un comportement par nature spontané. C'est là le meilleur moyen de le rendre impossible. Autrement dit, plus on cherche à aimer, moins on trouve l'amour, plus on cherche à être créatif, moins on l'est et plus on s'efforce de dormir, moins on trouve le sommeil ! Cette volonté effrénée dont l'insomniaque se retrouve prisonnier génère des effets délétères, comme un stress mental et physique,

une déstructuration du rythme veille-sommeil, le développement d'une phobie du sommeil, un sentiment d'échec... qui sont à leur tour des facteurs d'insomnie.
Formé à l'école de Palo-Alto, Roland Pec explique que la technique du contre-paradoxe, dont il est l'inventeur, est toute simple. Elle vise à faire prendre au patient le contre-pied de sa tendance naturelle, à le faire cesser de se forcer à dormir. Pour cela, il doit adopter des comportements qui sont à l'opposé de ce qu'il pratique d'habitude. Il va devoir volontairement s'empêcher de dormir par tous les moyens : tenter d'apprendre l'annuaire téléphonique par cœur, compter les motifs du papier peint, se forcer à être attentif à une radio dont le son est réglé au plus bas, etc. Et à ce jeu, le patient gagne toujours. S'il arrive à s'empêcher de dormir, c'est qu'il a été capable de prendre contrôle d'un symptôme contre lequel il était impuissant jusque-là. Et s'il s'endort, c'est qu'il peut dormir, donc qu'il est guéri de son insomnie ! Simple, non ? En fait, le plus difficile est de faire accepter cette idée au patient, et de le détourner de son problème en dédramatisant ses conséquences, quitte même à lui trouver des avantages, comme le font les spécialistes du contre-paradoxe. Et comme dans ce domaine on n'est plus à un paradoxe près, le thérapeute censé soigner l'insomnie doit donc d'abord « vendre » celle-ci au patient !

UNE STRATÉGIE NATURELLE POUR ÉVITER LA FATIGUE

1 - Réduisez au maximum votre dette de sommeil

Utilisez vos jours de repos pour rattraper un manque éventuel. Il faut environ deux nuits complètes d'un bon sommeil pour éponger la dette. En revanche, il n'est pas possible de « stocker » du sommeil en prévision d'un manque à venir.

2 - Faites la sieste

Les siestes peuvent diminuer l'impression de somnolence, même si parfois on se sent plus mal après qu'avant. Cette impression cédera rapidement la place à une sensation de fraîcheur. La sieste doit être courte. Une vingtaine de minutes suffisent.

3 - Respectez une bonne hygiène de sommeil

Indispensable pour un sommeil de qualité, donc réparateur. Évitez les repas trop riches et une consommation d'alcool trop importante au dîner. Les excitants comme la caféine doivent être évités à partir de la seconde moitié de l'après-midi. Relaxez-vous avant de passer au lit et adoptez un rituel qui vous conduira dans les bras de Morphée. Ne restez pas dans votre lit sans dormir.

4 - Bougez-vous !

L'activité physique est bénéfique pour le sommeil comme pour le reste. Efforcez-vous de pratiquer une activité régulière quotidienne. Si vous n'avez pas l'âme sportive, marchez, montez des escaliers... dansez !

5- Soignez votre environnement

Un bon lit, une obscurité silencieuse, une atmosphère tempérée conditionnent aussi la qualité de votre sommeil.

En résumé

Les somnifères peuvent rendre de grands services, à condition qu'ils soient utilisés à bon escient, dans un cadre parfaitement bien défini et pour une durée déterminée. La tendance actuelle est néanmoins à la surconsommation, ce qu'il faut éviter à tout prix. Le traitement de l'insomnie est avant tout celui de sa cause. Les thérapies comportementales sont particulièrement bien adaptées à la prise en charge des problèmes de sommeil.

■ Liste non exhaustive des lieux de consultation sur le sommeil, par département

-03-

C. H. de Montluçon
Unité de sommeil*
18, avenue du 8-Mai-45
03113 MONTLUÇON Cedex
Tél. : 04 70 02 30 90

-06-

CHU Pasteur
Fédération du sommeil*
30, avenue de la Voie-Romaine
06002 NICE Cedex 1
Tél. : 04 92 03 05 93

-13-

Centre Hospitalier Général d'Aix-en-Provence
Services des maladies respiratoires
Secteur respiration-sommeil*
13616 AIX-EN-PROVENCE Cedex
Tél. : 04 42 33 51 63

Centre d'explorations des troubles de la veille et du sommeil*
16, avenue du Maréchal-Foch
13004 MARSEILLE Cedex 04
Tél. : 04 91 18 51 91

Centre Saint-Paul*
300, boulevard Sainte-Marguerite
13009 MARSEILLE Cedex 09
Tél. : 04 91 17 07 50

Centre hospitalier et universitaire La Timone
Centre du sommeil AP-HM*
Unité fonctionnelle du service de neurophysiologie clinique
264, rue Saint-Pierre
13385 MARSEILLE Cedex 05
Tél. : 04 91 38 58 33
Fax : 04 91 38 58 30

-14-

CHU de la Côte de Nacre
Service d'explorations fonctionnelles neurologiques
avenue de la Côte-de-Nacre
14033 CAEN Cedex 05
Tél. : 02 31 06 45 26

Centre hospitalier Robert-Bisson
Service de neurologie
4, rue Roger-Aini
14107 LISIEUX Cedex
Tél. : 02 31 61 31 42

---

*Les centres agréés par la Société française de recherche sur le sommeil (SFRS) sont mentionnés par une **

-16-

Centre hospitalier Girac
Médecine D neurologie
16470 SAINT-MICHEL
Tél. : 05 45 24 40 84

-17-

Centre hospitalier Saint-Louis
Service médecine B neurologie
Rue du Dr-A.-Schweitzer
17019 LA ROCHELLE Cedex 1
Tél. : 05 46 45 52 37

-21-

CHS La Chartreuse
Laboratoire de sommeil*
1, boulevard Chanoine-Kir
BP 1514
21033 DIJON Cedex
Tél. : 03 80 42 49 66/03 80 42 48 61

Hôpital général
Laboratoire d'explorations du système nerveux*
3, rue du Fg-Raines
BP 1519
21033 DIJON Cedex
Tél. : 03 80 29 37 53

-22-

Centre hospitalier La Beauchée
Service d'explorations fonctionnelles neurologiques
10, rue Marcel-Proust
22023 SAINT-BRIEUC Cedex 1
Tél. : 02 96 01 71 93

-25-

Hôpital Saint-Jacques
Service d'explorations fonctionnelles cérébrales
2, place Saint-Jacques
25030 BESANÇON Cedex
Tél. : 03 81 21 80 62

Centre hospitalier de Belfort-Montbéliard
Pathologies et explorations du sommeil*
C.H.I.C. Belfort-Montbéliard
25209 MONTBÉLIARD Cedex
Tél. : 03 81 91 61 71

-26-

Centre hospitalier général
Laboratoire d'explorations neurologiques
179, bd Maréchal-Juin
26953 VALENCE Cedex 9
Tél. : 04 75 75 75 64

-29-

Hôpital Morvan
Service d'explorations fonctionnelles neurologiques*
29285 BREST Cedex
Tél. : 02 98 22 33 46
Fax : 02 98 22 34 98

-31-

CHU Rangueil
Service d'explorations fonctionnelles du système nerveux*
Rue Joseph-Poulhes
31054 TOULOUSE Cedex
Tél. : 05 61 32 26 98

Clinique Saint-Jean du Languedoc
20, route de Revel
31077 TOULOUSE Cedex
Tél. : 05 61 54 90 72

-33-

C.H.U. Pellegrin Tripode
Clinique du sommeil
place Amélie-Raba-Léon
33076 BORDEAUX Cedex
Tél. : 05 56 79 55 13

Clinique du Tondu
143-145, rue du Tondu
33082 BORDEAUX Cedex
Tél. : 05 56 00 26 26

-34-

Hôpital Gui de Chauliac
Service de neurologie B*
4, avenue Bertin-Sans
34295 MONTPELLIER Cedex 5
Tél. : 04 67 33 72 40

-37-

Hôpital Bretonneau
Centre du sommeil*
2, boulevard Tonnelé
37044 TOURS Cedex
Tél. : 02 47 47 37 23

-38-

Hôpital Albert-Michallon
Laboratoire de neurophysiologie*
Pavillon de neurologie - BP 217 X
38043 GRENOBLE Cedex 9
Tél. : 04 76 76 55 18

-44-

Hôpital Laennec
Centre du sommeil*
Service de pneumologie
44093 NANTES Cedex
Tél. : 02 40 16 51 87

-49-

CHRU Hôtel-Dieu
Service de pneumologie
4, rue Larrey
49033 ANGERS Cedex 1
Tél. : 02 43 66 51 85

-51-

Hôpital de la Maison-Blanche
45, rue Cognacq-Jay
51092 REIMS Cedex
Tél. : 03 26 78 76 17

-52-

Centre hospitalier général
10, rue de la Charité
52208 LANGRES Cedex
Tél. : 03 25 87 88 81

-53-

Centre hospitalier général de Laval
Service de bronchopneumologie*
rue du Haut-rocher
53015 LAVAL
Tél. : 02 43 66 50 00

-54-

Hôpital Saint-Julien
Bâtiment de neurologie
1, rue Foller
54035 NANCY Cedex
Tél. : 03 83 85 17 80

-57-

Hôpital Belle-Isle
Service de pneumologie
2, rue Belle-Isle
57045 METZ Cedex 01
Tél. : 03 87 34 13 73

Hôpital du Bon-Secours
Service de neurologie
1, place Ph.-De-Vigneulles
57038 METZ Cedex 01
Tél. : 03 87 55 34 10

Hôpital Bel-Air
Service de neurologie
1-3, rue du Friscaty
57126 THIONVILLE Cedex
Tél. : 03 82 55 82 29

-59-

Centre hospitalier régional universitaire de Lille
Unité des troubles de la veille et du sommeil*
Hôpital B - 59037 LILLE Cedex
Tél. : 03 20 44 59 62

-60-

Centre hospitalier de Compiègne
Fédération des explorations des pathologies de la veille et du sommeil*
8, avenue Henri-Adnot - BP 29
60321 COMPIÈGNE Cedex
Tél. : 03 44 23 65 49

-63-

C.H.U de Clermont-Ferrand
Centre de sommeil Auvergne*
Service EEG explorations fonctionnelles du système nerveux
63003 CLERMONT-FERRAND
Tél. : 04 73 31 60 36/04 73 31 60 37

-64-

Centre hospitalier de Pau
Unité des troubles du sommeil et de la vigilance-épilepsie (U.T.S.V.E.)*
4, boulevard Hauterive - BP 1156
64046 PAU Université Cedex
Tél. : 05 59 92 49 73

-67-

Hôpitaux universitaires de Strasbourg
Unité de pathologie du sommeil*
Clinique neurologique
67091 STRASBOURG Cedex
Tél. : 03 88 11 63 12

Centre de sommeil de la clinique Sainte-Barbe
29, rue du Faubourg-National
67083 STRASBOURG Cedex
Tél. : 03 88 21 70 00

-68-

C.H.S.
Laboratoire du sommeil
Secteur du Docteur-Macher
68250 ROUFFACH
Tél. : 03 89 78 71 43

-69-

CHS Le Vinatier
Laboratoire du sommeil
95, bd Pinel
69677 BRON Cedex
Tél. : 04 37 91 54 80

Hôpital neurologique
Unité d'hypnologie*
Service de neurologie fonctionnelle et d'épileptologie
59, boulevard Pinel
69934 LYON Cedex
Tél. : 04 72 35 79 00

Hôpital de la Croix-Rousse
103, grande rue de la Croix-Rousse
69317 LYON Cedex 04
Tél. : 04 72 07 17 62

Centre hospitalier Lyon-Sud
Unité de sommeil*
Bâtiment 3B, niveau 2
69495 PIERRE-BÉNITE Cedex
Tél. : 04 78 86 17 89

-71-

Clinique Saint-Rémy
Laboratoire d'EEG et de sommeil*
31, rue Charles-Dodille
71100 CHALON-SUR-SAÔNE
Tél. : 03 85 92 38 00

-72-

Centre hospitalier général
Explorations fonctionnelles du système nerveux
194, av. Rubillard - 72037 LE MANS Cedex 1
Tél. : 02 43 43 24 47

-74-

Centre hospitalier intercommunal
Annemasse-Bonneville
Unité de sommeil*
17, rue du Jura
74107 ANNEMASSE-AMBILLY
Tél. : 04 50 87 40 27

-75-

Hôtel-Dieu
Centre de sommeil*
1, place du Parvis de Notre-Dame
75181 PARIS Cedex 04
Tél. : 01 42 34 82 43

Hôpital Lariboisière
2, rue Ambroise-Paré
75475 PARIS Cedex 10
Tél. : 01 49 95 80 76

Hôpital Saint-Antoine
184, rue du Faubourg-Saint-Antoine
75571 PARIS Cedex 12
Tél. : 01 49 28 24 98

Hôpital Pitié-Salpêtrière,
Fédération des pathologies du sommeil*
47, boulevard de l'Hôpital
75651 PARIS Cedex 13
Tél. : 01 42 16 21 21/01 42 17 69 04

Hôpital Sainte-Anne
1, rue Cabanis
75674 PARIS Cedex 14
Tél. : 01 45 65 81 50

Hôpital Saint-Vincent-de-Paul
74, avenue Denfer-Rochereau
75674 PARIS Cedex 14
Tél. : 01 40 48 82 03

Hôpital Bichat
46, boulevard Huchard
75877 PARIS Cedex 18
Tél. : 01 40 25 84 01

Hôpital Robert-Debré
48, boulevard Sérurier
75019 PARIS
Tél. : 01 40 03 22 69

Fondation A. de Rothschild
Service de neurologie
explorations fonctionnelles*
25, rue Manin - 75940 PARIS Cedex 19
Tél. : 01 48 03 68 53

-76-

Centre hospitalier Jacques-Monod
Service de neurologie
29, av. Pierre-Mendès-France
76290 MONTIVILLIERS
Tél. : 02 32 73 31 75

Hôpital de Bois-Guillaume
Unité d'exploration de la
pathologie du sommeil*
service de pneumologie
76031 ROUEN Cedex
Tél. : 02 35 08 83 83

Centre hospitalier Charles-Nicolle
Service de neurophysiologie
1, rue de Germont
76031 ROUEN Cedex
Tél. : 02 32 88 80 37

-77-

Hôpital privé de Forcilles
77150 FERROLES-ATILLY
Tél. : 01 64 40 22 45

Hôpital de Nemours
15, rue des Chaudins
77796 NEMOURS Cedex
Tél. : 01 64 45 19 42

-78-

Institut M. Rivière MGEN
Route de Montfort
78320 LA VERRIÈRE
Tél. : 01 39 38 78 02

Hôpital privé de l'Ouest parisien
14, av. Castiglione-del-Lago
78190 TRAPPES
Tél. : 01 30 69 45 19

-79-

Centre hospitalier Georges-Renon
Service de neurophysiologie clinique
40, av. du Général-De-Gaulle
79021 NIORT Cedex
Tél. : 05 49 32 77 67

-80-

CHU
Service d'explorations fonctionnelles du système nerveux
Place Victor-Pauchet
80054 AMIENS Cedex 1
Tél. : 03 22 66 81 85

-81-

Fondation Bon-Sauveur-d'Alby
Laboratoire du sommeil*
1, rue Lavazière - BP 94
81003 ALBI Cedex
Tél. : 05 63 48 48 99

-83-

CH intercommunal de Toulon, Hôpital Font-Pré
Centre d'exploration du sommeil*
1208, Avenue Colonel-Picot - BP 1412
83056 TOULON Cedex
Tél. : 04 94 61 60 66

-86-

Cité hospitalière de la Milétrie
Service d'explorations fonctionnelles électrophysiologiques*
350, av. Jacques-Cœur
86021 POITIERS Cedex
Tél. : 05 49 44 43 87

-87-

C.H.U. Dupuytren
Centre d'étude régionale du sommeil*
2, avenue Martin-Luther-King
87042 LIMOGES Cedex
Tél. : 05 55 05 61 23

-90-

Centre hospitalier de Belfort
Service de pneumologie
90000 BELFORT
Tél. : 03 84 57 41 18

-91-

Centre médico-chirurgical
91640 BRIIS-SOUS-FORGES
Tél. : 01 69 26 31 71

Hôpital d'Orsay
place du Général-Leclerc
91406 ORSAY
Tél. : 01 69 29 75 76

-92-

Hôpital Ambroise-Paré
Service d'explorations fonctionnelles multidisciplinaire*
9, avenue Charles-De-Gaulle
92104 BOULOGNE Cedex
Tél. : 01 49 09 57 14

Hôpital Antoine-Béclère
Laboratoire d'exploration du sommeil*
157, av. de la Porte-De-Trévoux
92141 CLAMART Cedex
Tél. : 01 45 37 46 40

Hôpital Raymond-Poincaré
Service de réanimation médicale*
104, boulevard Raymond-Poincaré
92380 GARCHES
Tél. : 01 47 10 77 81

Clinique du Château
2, Grande-Rue
92380 GARCHES
Tél. : 01 47 95 63 00

Hôpital Franco-Britannique
3, rue Barbès
92300 LEVALLOIS-PERRET
Tél. : 01 46 39 22 34

Hôpital Américain
63, bd Victor-Hugo
92202 NEUILLY-SUR-SEINE
Tél. : 01 46 41 28 37

-94-

Hôpital Henri-Mondor
Service d'explorations fonctionnelles*
51, avenue du Maréchal-de-Lattre-de-Tassigny
94010 CRÉTEIL
Tél. : 01 49 81 26 72

-95-

Hôpital de Gonesse
25, rue Pierre-de-Theilley
95503 GONESSE
Tél. : 01 34 53 20 15

CH René-Dubos
6, av. de l'Ile-de-France
95301 PONTOISE
Tél. : 01 30 75 42 80

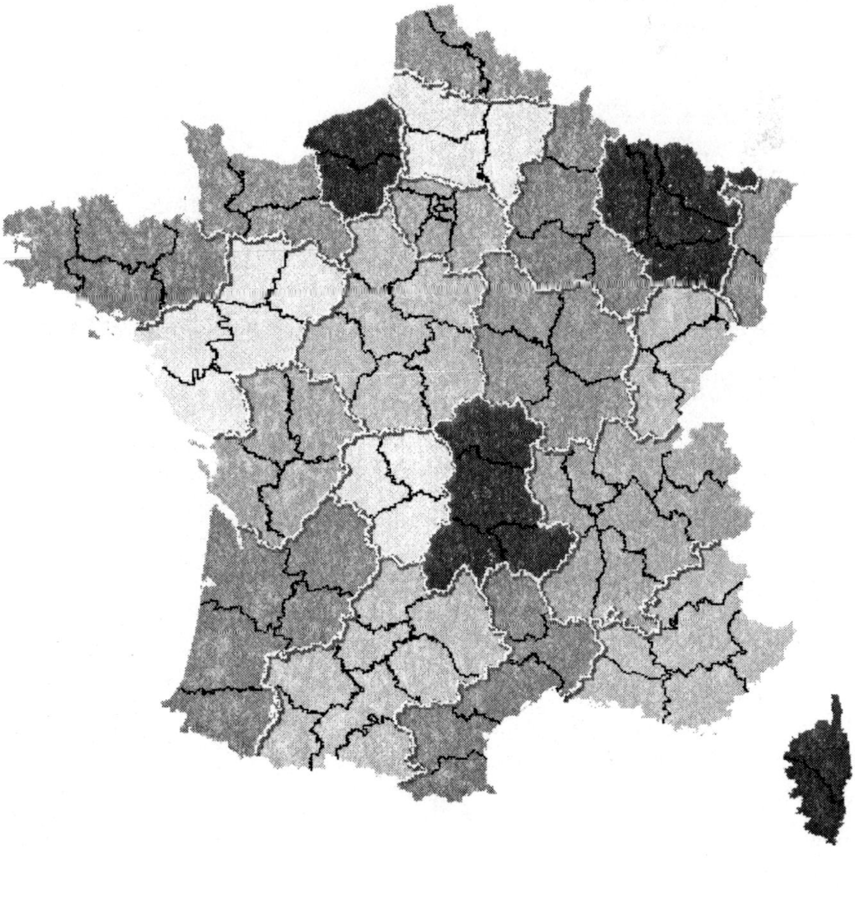

Exemple de questionnaire sur les troubles du sommeil

DATE :...
NOM :...
ÂGE :...
MÉDECIN TRAITANT :...
POIDS ACTUEL :...
TAILLE : ...
Quel a été votre poids le plus élevé ? ...
Quel était votre poids il y a 5 ans ? ...

Consultez un proche si nécessaire pour répondre attentivement aux questions suivantes :

1 ▪ Quels sont vos problèmes de sommeil parmi les propositions suivantes ?

- *Difficultés à s'endormir ?* ❑ OUI ❑ NON
- *Réveils nocturnes fréquents ?* ❑ OUI ❑ NON
- *Réveil trop précoce ?* ❑ OUI ❑ NON
- *Sommeil de mauvaise qualité ?* ❑ OUI ❑ NON
- *Sensation de manque de sommeil ?* ❑ OUI ❑ NON

2 ▪ Quand vos problèmes de sommeil ont-ils commencé ?

- Depuis __________ mois/années.

3 ▪ Aviez-vous déjà des troubles de sommeil dans l'enfance ou l'adolescence ?

❑ OUI ❑ NON

- Si OUI, quels types de troubles ? __________________

4 ▪ Pendant la semaine :

- Je me couche à ______h - Je me lève à ______h

Le week-end :

- Je me couche à ______h - Je me lève à ______h

5 ▪ Quelle est en moyenne votre durée de sommeil pendant : La semaine ? Le week-end ?

6 ▪ Si vous étiez absolument libre de vous coucher à l'heure que vous voulez, à quelle heure vous coucheriez-vous ?

7 ▪ Si vous étiez absolument libre de vous lever à l'heure que vous voulez, à quelle heure vous lèveriez-vous ?

8 ▪ Il me faut habituellement ________ minutes pour m'endormir.

9 ▪ Je me réveille en général ______ fois par nuit.
Pour quelles raisons ?

10 ▪ Je n'arrive pas à me rendormir, une fois réveillé.

❑ A ❑ B ❑ C ❑ D

A = Chaque nuit, B = Chaque semaine, C = Rarement, D = Jamais
(entourer une seule lettre)

11 ▪ Après un sommeil normal de nuit, je me sens :

- Rafraîchi 1 - Bien reposé 2
- Un peu fatigué 3 - Très fatigué 4

(Entourer un seul chiffre)

12 ▪ Faites-vous quelquefois la sieste ?

❑ OUI ❑ NON

- Si OUI, combien de fois par semaine ?

13 ▪ Après une sieste, je me sens :

- Rafraîchi 1 - Bien reposé 2
- Un peu fatigué 3 - Très fatigué 4

(Entourer un seul chiffre)

14 ▪ Je fume en moyenne _______ cigarettes par jour.

- Ma consommation habituelle de café est de l'ordre de _______ tasses/jour
- Ma consommation habituelle de thé est de l'ordre de _______ tasses/jour
- Ma consommation habituelle de Cola est de l'ordre de _______ verres/jour
- Ma consommation habituelle d'alcool est de l'ordre de _______ verres de vin (ou équivalent)/jour

15 ▪ Prenez-vous habituellement des médicaments pour dormir ?

❑ OUI ❑ NON

- Si OUI, lesquels ? ....

16 ▪ Quelles méthodes utilisez-vous pour dormir ?

17 ▪ Vous a-t-on fait remarquer que vous ronfliez bruyamment ?

❑ OUI ❑ NON

- Si OUI, depuis quel âge ?

- Cela vous arrive-t-il ?
  ❑ Rarement ❑ Souvent ❑ Presque toutes les nuits

18 ▪ Vous a-t-on fait remarquer qu'il vous arrivait d'arrêter de respirer plusieurs secondes pendant votre sommeil ?

❑ OUI ❑ NON

- Si OUI, qui vous l'a fait remarquer ?
- Si vous vous réveillez à ce moment-là, avez-vous :
  Le cœur battant ? ❑ OUI ❑ NON
  Des crampes dans les jambes ? ❑ OUI ❑ NON
  Une sensation de gêne respiratoire ? ❑ OUI ❑ NON

- Si vous vous arrêtez de respirer dans votre sommeil, est-ce que la reprise de la respiration se fait très bruyamment, avec un fort ronflement ? ❑ OUI ❑ NON

19 ▪ Dans la journée, avez-vous des problèmes de nez ou des difficultés à respirer par le nez ?

❑ OUI ❑ NON

- Si OUI, expliquez : ....

Pour les questions suivantes, vous devez entourer
A = Chaque nuit ; B = Chaque semaine ; C = Rarement ; D = Jamais.

20 ▪ Je me réveille en ayant mal à la tête
A B C D

21 ▪ On m'a dit que je m'agitais dans mon sommeil et que je ne cessais de me tourner et me retourner toute la nuit
A B C D

22 ▪ Pendant mon sommeil, il semble que je donne des coups de pied et que je sursaute
A B C D

23 ▪ Je vois ou j'entends des choses qui ne sont pas réelles quand je m'allonge dans mon lit, alors que je suis encore éveillé
A B C D

24 ▪ Immédiatement après m'être endormi, je rêve
A B C D

25 ▪ Après m'être allongé, avant de m'endormir, j'ai la sensation de ne plus pouvoir bouger
A B C D

26 ▪ Je suis somnambule
A B C D

27 ▪ Je suis dérangé par des cauchemars
A B C D

28 ▪ Il m'arrive d'uriner au lit

A B C D

29 ▪ Je parle pendant le sommeil

A B C D

30 ▪ Je grince des dents quand je dors

A B C D

31 ▪ Je me réveille en toussant

A B C D

32 ▪ Je me réveille avec des brûlures gastriques

A B C D

33 ▪ Une dépression ou une anxiété m'empêche de dormir

A B C D

34 ▪ Je m'endors pendant la journée, lors de réunions, en regardant la télé, au cinéma ou au volant

A B C D

35 ▪ Lors d'une colère, une déprime, un fou rire ou une émotion, je ressens une faiblesse dans les genoux, le cou, les mâchoires ou les bras

A B C D

36 ▪ Faites-vous de l'exercice (du sport)

❑ OUI ❑ NON

- Si OUI quel type d'exercice (de sport) ?
- À quel moment de la journée ?
- Combien de fois/semaine ?

37 ▪ Vous semble-t-il que votre humeur ait changé récemment ?

❑ OUI ❑ NON

38 ▪ Vous semble-t-il que votre mémoire ait baissé soudainement ?

❑ OUI ❑ NON

39 ▪ Avez-vous noté une diminution du désir sexuel ou de la fonction sexuelle ?

❑ OUI ❑ NON

40 ▪ Avez-vous dans votre famille des antécédents de troubles du sommeil ?

❑ OUI ❑ NON

- Si OUI, de quel type et chez qui ?

• Le sommeil, la loi et la conduite automobile

On vous l'a dit et on vous le répète, si vous souffrez d'un trouble du sommeil, il faut vous faire soigner ! Sinon…
Au cours de ces dernières années, la somnolence diurne excessive consécutive aux troubles du sommeil et aux pathologies de l'éveil a pris une importance considérable, d'une part quant au dépistage et au traitement de ces maladies, mais aussi en raison de nouvelles dispositions médico-légales.

La liste des incapacités physiques incompatibles avec l'obtention ou le maintien du permis de conduire, fixées par l'arrêté du 7 mai 1997 dans la rubrique « neurologie-psychiatrie », a été complétée avec un titre nouveau désignant les affections suivantes : pathologies du sommeil et troubles de la vigilance (apnées du sommeil, narcolepsie, hypersomnie idiopathique, etc.) alinéa 4.9. Le texte précise que ces affections constituent en principe une contre-indication à la conduite de tout véhicule, qu'ils soient lourds ou légers (y compris le permis B). L'arrêté stipule qu'une compatibilité temporaire peut être accordée par les commissions du permis de conduire en fonction de l'état clinique, du suivi médical et des résultats thérapeutiques, pour la conduite des véhicules légers.

En outre, le nouveau code de procédure pénale introduit un article qui concerne la mise en danger de la personne. Cet article est destiné à prévenir la dangerosité de certains individus, et plus particulièrement des automobilistes. Or les patients souffrant de pathologies de l'éveil et du sommeil sont, de fait, des individus dangereux quand ils sont au volant, et entrent dans la catégorie visée par l'article.

Ces textes de loi sont lourds de conséquences, tant pour les malades que pour les médecins.

Le patient : l'arrêté du 7 mai 1997 engage sa responsabilité sur les plans pénal et civil.
Au pénal, le patient peut être poursuivi pour avoir causé un accident de la circulation suite à un endormissement parce qu'il aurait pris le volant tout en se sachant susceptible de s'endormir de façon involontaire du fait de sa maladie. Sa responsabilité est alors totale.
Au civil, un patient qui aurait omis de signaler l'existence de sa pathologie de l'éveil ou du sommeil, et de soumettre son cas aux commissions du permis de conduire, se mettrait aussi en situation d'infraction. L'assureur pourrait alors considérer que le conducteur responsable de l'accident ne respecte pas les termes de son contrat et pourrait de ce fait refuser de rembourser les dégâts.
Si le patient n'était pas informé de la nouvelle législation, les responsabilités peuvent se succéder, puisqu'il était du devoir du médecin traitant ou du spécialiste d'avertir le patient des risques liés à sa pathologie. Il en est de même si le médecin traitant n'a pas fait le diagnostic, ou si le médecin des commissions du permis de conduire ou le médecin du travail de son entreprise ne lui ont pas interdit de conduire.

Le médecin traitant : l'arrêt du 25 février 1997 de la Cour de cassation stipule que, pour prévenir les risques liés à aux pathologies de l'éveil et du sommeil, il incombe au médecin d'établir le diagnostic et d'informer le malade de sa dangerosité potentielle. Le législateur laisse au médecin le choix sur la méthode d'information— l'écrit (signature d'un papier selon lequel il a reçu l'information...), le témoin (infirmière, secrétaire...) — sachant toutefois que la présomption d'information peut jouer en faveur du médecin (copie d'un courrier par lequel il adresse le patient à un spécialiste du sommeil par exemple...).

Le médecin des commissions du permis de conduire : il a non seulement le rôle d'informer, mais aussi d'interdire formellement la conduite à un patient atteint d'une pathologie de l'éveil et du sommeil.

Le médecin du travail : il lui appartient de ne pas laisser conduire un patient qui a une pathologie de l'éveil et du sommeil et qui a, par exemple, des responsabilités de transport en commun ou de transport poids lourd. Il ne doit pas se contenter de savoir si le patient est traité ou s'il emporte avec lui son matériel de traitement, il doit exiger des mesures thérapeutiques certaines. La lettre qu'il adresse au médecin traitant sera la meilleure preuve de l'information qu'il a apportée au patient.

Le médecin spécialiste : il doit préciser le diagnostic, notifier les possibilités thérapeutiques, décrire les facteurs de risque et la meilleure façon de les éliminer, écrire au médecin traitant pour l'informer de la pathologie et des risques encourus par le malade et de ceux qu'il fait courir aux autres. Il doit mentionner dans sa lettre que « cette pathologie fait partie des incapacités de conduire ».

Ces dispositions légales sont donc la preuve de la dangerosité potentielle des troubles du sommeil et de l'excès de somnolence qu'ils produisent. On ne saurait trop répéter l'importance du dépistage et du traitement de ces troubles. Toute sensation de fatigue ou de somnolence anormales, toute propension à s'assoupir à la moindre occasion, et surtout au volant, doivent impérativement inciter la personne à en parler à son médecin traitant. Face aux pathologies du sommeil et de l'éveil, il incombe donc aux patients comme aux médecins d'assumer toutes leurs responsabilités et de prendre les mesures nécessaires pour se protéger... et protéger les autres ! *Dura lex, sed lex...*

D'après la brochure « La dangerosité de la somnolence excessive reconnue par la loi », publiée par la Société française de recherche sur le sommeil.
SFRS Service d'explorations fonctionnelles électrophysiologiques, CHU La Milétrie, F-86021 Poitiers Cedex.

• Le sommeil sur le Net

Le sommeil n'est pas absent de la Toile. Voici une sélection de sites spécialisés, en français et en anglais, fréquemment actualisés, sur lesquels vous trouverez toutes les informations sérieuses que vous recherchez.

En français...

LES NEUROBRANCHÉS
http://perso.nnx.com/drose

Un site créé par le docteur Dominique Rose, membre de la Société française de recherche sur le sommeil.
Un site pédagogique avec de nombreuses rubriques illustrées (santé, médecine, éducation, neurologie, physiologie, pathologies). Des informations claires, didactiques et abordables. Pour tous les curieux du système nerveux et du sommeil en particulier.

SOMMEIL. UNIV
http://sommeil.univ-lyon1.fr

Le site de l'U480 de l'INSERM (Neurobiologie des états de sommeil et d'éveil) et du groupe FRE469 du CNRS (Physiopathologie du cycle veille-sommeil). Des références sérieuses pour un site qui ne l'est pas moins. Vous y trouverez une foule de choses, que vous soyez un simple curieux de la chose scientifique ou un spécialiste en quête des dernières publications en français ou en anglais sur le sommeil. Documentation, base bibliographique, base de revues, forums, tests interactifs, liens : tout y est, pour tous les goûts et tous les niveaux de compréhension. Un énorme travail. À explorer patiemment.

SOMMEIL, VIGILANCE, SOMNOLENCE
http://www.svs81.org

Le site du docteur Éric Mullens, responsable du Laboratoire du sommeil à Albi. De nombreux dossiers très complets et didactiques. Pour tout savoir sur le sommeil et ses pathologies. À consulter sans hésitation.

SOMMEIL-FR
http://www.medicalistes.org/sommeil/

La première liste de diffusion française sur le Net concernant le sommeil. Pour dialoguer entre gens qui souffrent des mêmes choses, s'informer et partager des tuyaux...

SFRS
http://sommeil.univ-lyon1.fr/SFRS/index.html

Le site de la Société française de recherche sur le sommeil. Avec les infos de l'association, les dates de congrès et tous les numéros de la revue *Sommeil et vigilance* de l'association consultables en ligne.

PROSOM
http://sommeil.univ-lyon1.fr/PROSOM/PROSOM.html

Le site de l'Association nationale de promotion des connaissances sur le sommeil. Avec des lettres d'informations, des documents, des annonces de stages, de rencontres, d'animation, etc. Un site grand public.

UP2SV
http://up2sv.free.fr

Le site de l'Association pour la prévention du handicap dû aux troubles du sommeil et de la vigilance. Articles divers consultables en ligne.

SOMMEIL ET SANTÉ
http://www.sommeilsante.asso.fr

Site d'une association réunissant des malades et des soignants qui œuvrent à faire reconnaître les pathologies du sommeil comme priorité de santé publique.
À soutenir !

LA GRANDE AVENTURE DU SOMMEIL
http://www.sommeil.org

Un site luxembourgeois spécialement consacré au sommeil des enfants. Enquêtes, réponses aux questions, et conseils précieux pour assurer à nos chères têtes blondes les plus douces des nuits. Utile, face à la recrudescence des problèmes de sommeil chez les enfants et les ados.

En anglais...

SLEEP MEDICINE HOME PAGE
http://www.users.cloud9.net/%7ethorpy/welcome. html

Portail consacré au sommeil. Une liste de tout ce qui est disponible sur le Net à propos du sommeil, et tous ses aspects, de la physiologie à la recherche en passant par les conseils aux patients, etc. Des dizaines de références et de liens. La « Bible » du sommeil… *in english.*

SLEEP HOME PAGES
http://www.sleephomepages.org/

À ne pas confondre avec le site précédent. Un autre portail consacré au même thème, construit différemment, mais avec tout autant d'informations disponibles.

SLEEP DISORDER INFORMATION PAGE
http://www.sleepnet.com

Un site non commercial et pédagogique, dédié à l'information sur les troubles du sommeil. Avec diverses rubriques sur les principales pathologies, des tests pour évaluer son sommeil et toutes les *news* des grands médias américains consacrées au sommeil.

NATIONAL SLEEP FOUNDATION
http://www.sleepfoundation.org

Le site d'une association à but non lucratif et indépendante dédiée à l'information du public sur le sommeil et ses pathologies. Différents articles sur ce thème sont disponibles, ainsi que des informations sur les activités de la fondation. Vous pouvez même en devenir donateur !

À toutes ces adresses, vous trouverez des liens vers d'autres sites, consacrés spécifiquement à tel ou tel trouble du sommeil en particulier.

Liste alphabétique des substances médicamenteuses portant l'indication « insomnie »

* ACÉPROMÉTAZINE
* ALIMÉMAZINE TARTRATE
* ALLOBARBITAL
* APROBARBITAL
* APRONALIDE
* BARBITAL
* BARBITAL SODIQUE
* BROMISOVAL
* BROTIZOLAM
* BUTALBITAL
* BUTALBITAL SODIQUE
* BUTOBARBITAL
* CARBROMAL
* CHLORAL HYDRATE
* CHLORALOSE
* CLOMÉTHIAZOLE ÉDISILATE
* CLONAZÉPAM
* CYCLOBARBITAL CALCIQUE
* CYCLOPENTOBARBITAL
* DIAZÉPAM
* DIFÉBARBAMATE
* DIPHÉNHYDRAMINE CHLORHYDRATE
* DIPROQUALONE CAMSILATE
* DOXYLAMINE SUCCINATE
* ESTAZOLAM
* ÉTODROXIZINE DIMALÉATE
* ÉTYMÉMAZINE CHLORHYDRATE
* FLUNITRAZÉPAM
* GLUTÉTHIMIDE
* HEPTABARBE
* HEXAPROPYMATE
* HEXOBARBITAL
* IBROTAMIDE
* KÉTAZOLAM
* LÉVOMÉPROMAZINE
* LÉVOMÉPROMAZINE CHLORHYDRATE
* LÉVOMÉPROMAZINE EMBONATE
* LÉVOMÉPROMAZINE MALÉATE
* LOPRAZOLAM MÉSILATE
* LORAZÉPAM
* LORMÉTAZÉPAM
* MÉCLOQUALONE
* MÉFÉNIDRAMIUM MÉTILSULFATE
* MÉPROBAMATE
* MÉTHAQUALONE
* NIAPRAZINE
* NITRAZÉPAM
* OXOMÉMAZINE
* OXOMÉMAZINE CHLORHYDRATE
* PENTOBARBITAL SODIQUE
* PROMÉTHAZINE
* PROMÉTHAZINE CHLORHYDRATE
* PROMÉTHAZINE EMBONATE
* PROMÉTHAZINE POLYVINYLBENZÈNE-MÉTACRYLATE
* SÉCOBARBITAL
* SÉCOBARBITAL SODIQUE
* TÉMAZÉPAM
* TRIAZOLAM
* VINBARBITAL
* VINYLBITAL
* ZOLPIDEM HÉMITARTRATE
* ZOPICLONE

■ Exemple d'agenda du sommeil

Hachurez les périodes pour lesquelles vous pensez avoir dormi et indiquez par la lettre C l'heure de votre coucher et par la lettre L l'heure de votre lever.

Exemple :

7h 8h 9h 10h 11h 12h 13h 14h 15h 16h 17h 18h 19h 20h 21h 22h 23h 0h 1h 2h 3h 4h 5h 6h 7h

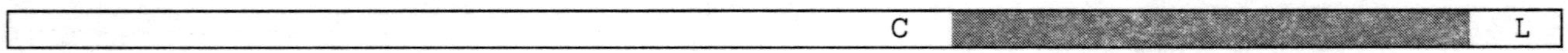

Première semaine

	7h 8h 9h 10h 11h 12h 13h 14h 15h 16h 17h 18h 19h 20h 21h 22h 23h 0h 1h 2h 3h 4h 5h 6h 7h
Lun	
Mar	
Mer	
Jeu	
Ven	
Sam	
Dim	

Deuxième semaine

	7h 8h 9h 10h 11h 12h 13h 14h 15h 16h 17h 18h 19h 20h 21h 22h 23h 0h 1h 2h 3h 4h 5h 6h 7h
Lun	
Mar	
Mer	
Jeu	
Ven	
Sam	
Dim	

Troisième semaine

	7h 8h 9h 10h 11h 12h 13h 14h 15h 16h 17h 18h 19h 20h 21h 22h 23h 0h 1h 2h 3h 4h 5h 6h 7h
Lun	
Mar	
Mer	
Jeu	
Ven	
Sam	
Dim	

MISE EN GARDE

Les informations contenues dans ce livre
ne peuvent pas remplacer un avis médical personnalisé.

Si vous avez des doutes ou des questions
à propos de votre santé en général, et de votre sommeil en particulier,
consultez votre médecin traitant.

Éditions Demos

Les Éditions Demos, en créant des collections destinées à tous ceux qui sont impliqués dans la vie professionnelle, prolongent les activités du groupe Demos, dont le savoir-faire en formation est reconnu depuis 30 années avec plus de 200 000 personnes formées à ce jour.

MANAGEMENT/RESSOURCES HUMAINES

- *Comment devenir formateur occasionnel*, Béatrice Dameron
- *Comment réussir les entretiens annuels d'évaluation*, Patricia Joly-Pierrefeu
- *Les Outils du manager*, Bertrand Poulet
- *Comment réussir son plan de formation*, Annick Saint-Sauveur
- *Savoir former*, bilan et perspectives des recherches sur l'acquisition et la transmission des savoirs, Collectif
- *La Communication appliquée aux organisations et à la formation*, Collectif
- *Le Management aujourd'hui*, Collectif
- *La Conduite de réunion*, Bertrand Poulet
- *La Conduite humaine du changement*, Thierry Chavel
- *Savoirs et compétences en éducation, formation et organisation*, Collectif
- *Comment manager un projet*, Jean-Jacques Néré
- *Changement et innovation en formation et organisation*, Collectif
- *Compétences et performances : une alliance réussie*, Claude Flück
- *Le Coaching démystifié*, Thierry Chavel
- *Devenir Manager*, Jean-Jacques Néré

MARKETING/ACTION COMMERCIALE

- *Comment réussir vos mailings*, Xavier Lucron
- *Savoir négocier pour mieux vendre*, Hassan Souni
- *Le Marketing-Prix*, Michel Hugues

COMMUNICATION

- *Maîtriser ses écrits professionnels*, Dominique Berthod et Andrée Plot
- *Savoir lire, vite, bien…, avec plaisir*, Pauline Bel
- *Se préparer au secrétariat de demain*, A. Broilliard, P. Clairay et P. Joly-Pierrefeu
- *Les Relations presse*, Jean-Nöel Nouteau

COMPTABILITÉ ET FINANCES

- *Gestion financière : analyse et décisions*, Alain Coulaud
- *Maîtriser les règlements à l'export*, Jean Hesbert
- *Les Comptes consolidés*, Benoît Lebrun

SANTÉ

- *Vers une santé citoyenne*, Claire Brossier

QUALITÉ

- *Réussir le passage à la version 2000 de la norme ISO 9001*, Henri Mitonneau

ACHATS

- *Le Guide de l'acheteur*, Patrick Caverivière

COLLECTIVITÉS TERRITORIALES

- *Décisions administratives : voies de recours et droits du citoyen*, Laurent Pascal
- *Élus et marchés publics*, Valérie Fèvre-Pelée de Saint Maurice

ENVIRONNEMENT

- *Pollution de l'environnement, risques et responsabilités*, Solange Viger

DÉVELOPPEMENT PERSONNEL

- *Le Stress intelligent*, Christiane Donati
- *Le Management de soi*, Sylvie Lainé
- *Vivre mieux plus longtemps*, Gabrielle-Jacqueline Amel

DES FICHES POUR AGIR

- *L'Accréditation hospitalière*, Daniel Fromentin et Laurent Benaïoun
- *Le Best of du secrétariat*, Anne Broilliard, Karine David, Florence Farelle

« LES PRATIQUES DEMOS »

- *Vivre l'euro*, Benoît Lebrun
- *Se réconcilier avec l'orthographe*, Bernard Fripiat
- *Valider les compétences avec les NVQ's*, Maureen Layte et Serge Ravet
- *Comment entrer dans la fonction publique territoriale*, Anne Jauffret et Frédéric Sourdel
- *Réussir son bilan de compétences*, Yves Bayard
- *Comment prendre la parole en public*, Jacques-René Martin
- *Gérer avec succès sa recherche d'emploi*, Christian Malécot
- *Bien réussir ses recrutements*, Françoise Petit
- *S'entraîner à réussir tous les tests*, Pierre Simon
- *Le Relationnel utile*, Sylvie Lainé
- *La Communication événementielle*, Arnauld du Moulin de Labarthète
- *Être Européen aujourd'hui*, Laurence d'Andlau
- *Optimisez votre investissement salon*, Xavier Lucron
- *Comment devenir une cybersecrétaire*, Karine David et Camille Syren
- *Le Guide du savoir-faire au téléphone*, Patricia Richard-Postal
- *Dynamisez votre culture générale*, Pierre Simon
- *L'Accueil des publics en difficulté*, Yves Bernabeu et Delphine Siegrist
- *Le Temps maîtrisé, nouvelle édition*, Josette Dubost

Imprimerie France Quercy - 46001 Cahors
N° d'impression : 22443
Dépôt légal : octobre 2002